자연치아

자기 치아로 평생 사는 기적의 관리법

자연치아

自 / 然 / 齒 / 牙

박창진 지음

은행나무

들어가며

지금 당신의 칫솔질이
잘못되었습니다

모든 사람이 매일 칫솔질을 합니다. 꼬박꼬박 하루에 세 번씩 칫솔질을 하는 사람도 많습니다. 그런데 왜 충치와 잇몸질환 환자가 줄어들지 않을까요? 평생을 주기적으로 치과에 다녔는데 나이에 맞춰 치아가 차근차근 망가지고 임플란트의 개수가 늘어나거나 틀니를 하게 될까요? 치과에 정기적으로 다니는데도 왜 치아는 차례로 망가져갈까요? 이 책은 이 단순한 질문에 답하기 위해서 시작했습니다.

치아 건강은 전신 건강의 시작입니다. 우리 몸에는 혈관이 열려 있는 곳이 한 군데도 없습니다. 혈관이 열려 있으면 세균이 들어가 온몸을 돌아다닐 테고, 그 세균은 뇌로도 가고 심장으로도 갈 수 있습니다. 잘못하면 심각한 전신질환으로 이어질 수 있죠. 그런데 딱 한 군데 예외가 있으니 바로 염증 상태의 잇몸입니다. 잇몸질환이 있으면 염증 물질과 그 원인 세균이 열려 있는 혈관을 타고 온몸으로 퍼져나갈 수 있습니다. 구강 건강이 무너지면 세균이 온몸으로 침입할 수 있는 문이 열리는 것과 같습니다. 이러한 이유로 잇몸질환은 치매, 뇌졸중, 심장질환, 신장질환, 당뇨병 등과 연관성이 있습니다. 임신한 여성에게 잇몸질환이 있다면 조산이나 저체중아 출산, 임신중독증에 걸릴 확률이 높아집니다. 그래서 미국 외과의사 학회지에는 "구강 건강 없이 전신 건강을 논할 수 없다"는 말이 등장합니다.

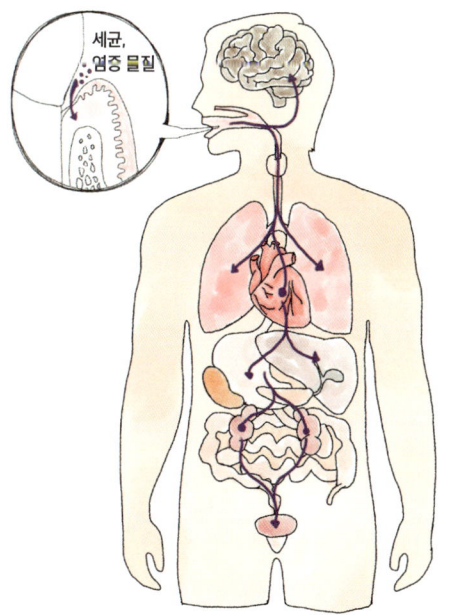

잇몸질환으로 인한 세균, 염증 물질은 전신으로 퍼져 나갈 수 있습니다.

치아는 한 사람의 삶을 보여줍니다

윗니는 그런대로 괜찮은데 아랫니가 많이 망가져서 온 환자가 있었습니다. 전국 곳곳으로 대학 강의를 다니는 분이었어요. 주로 KTX를 탄다고 하시기에 식사는 어떻게 해결하냐고 물었습니다. 저도 전국으로 강연을 다녀서 KTX 역사의 사정을 좀 아는데 정말 먹을 곳이 마땅치 않거든요. 그분은 식당에서 밥을 먹기보다 죽처럼 간단히 먹을 음식을 사서 열차 안에서 먹는다고 하시더군요. 노트북을 열고 강의 자료를 살피면서 간단하게 때우는 거죠. 한 숟가락 먹고 강의 슬라이드 보고, 한 숟가락 먹고 수정하고, 이러면서 이동하는 내내 식사를 한 것이었습니다. 바로 이 습관이 문제였습니다. 음식물이 치아에 접촉하는 시간이 길면 충치가 발생하거든요.

교정치료를 시작하면서 전제조건을 말씀드렸습니다. '기차를 타기 전 식당에서 밥을 먹는다. 기차에 타기 전 칫솔질을 한다.' 이 2가지를 반드시 지켜야 치료가 가능하다고요. 이를 지키지 못한다면 치료해드릴 수 없다고 했죠. 그렇게 그분은 생활습관을 바꾸고 교정치료를 하고 손상된 치아를 수복해 지금은 아주 건강하게 잘 지내고 계십니다. 이처럼 치아가 망가지는 건 습관이 8할, 아니 어쩌면 전부입니다.

환자들은 분명 매일 칫솔질을 한다고 말하지만 치아를 살펴보면 거의 대부분 제대로 된 칫솔질을 하고 있지 않습니다(치과의사 중에도 칫솔질을 올바로 하는 사람이 많지 않습니다). 왜 닦아야 하는지, 어느 곳을 닦아야 하는지 잘못 알고 있는 경우가 대부분입니다. 치아가 빠지면 임플란트하면 되지 않느냐는 이야기도 많이 듣습니다. 예전에 비해 기술이 좋아진 건 분명하고 임플란트로 치아가 빠진 자리에 감쪽같은 가짜 이빨을 넣을 수는 있습니다. 하지만 임플란트는 치아 관리의 만능해결사가 아닙니다. 중요한 건 왜 치아와 잇몸이 상해 임플란트를 하게 되었는지 그 원인을 알고 임플란트 이후 치아 관리를 제대로 할 줄 아는 능력을 습득하는 것입니다. 그래서 저는 환자들께 선뜻 임플란트 이야기를 꺼내지 않습니다. 임플란트보다 중요한, 치아를 건강하게 오래 유지·관리할 수 있는 지식과 실행 방법을 알려드리는 데 더 노력을 쏟습니다. 애써 심어놓은 임플란트가 빠지지 않도록 올바른 칫솔질로 치아 관리를 잘할 수 있도록 돕습니다. 이것을 전제하지 않고 그저 이가 상했으니 임플란트하면 되지, 하고 말한다면 이는 다소 무책임한 행동일 수 있습니다.

치료보다 예방이 중요합니다

치아 관리 방법을 배우고 익힌다면 치과 치료 없이도 자신의 자연치아를 유지할 수 있습니다. 전문가에게 제대로 관리하는 방법을 배우고 익힌다면 평생 치과에서 치료를 받지 않아도 됩니다.

모든 의사의 가장 큰 목표는 환자를 퇴원시키는 것입니다. 마찬가지로 치과의사 또한 적절한 치료를 통해 기능적·미적 부분을 회복시켜줄 뿐만 아니라 환자 스스로 자신의 치아를 관리하고 유지하도록 지식을 알려주고 도와주어야 합니다. 그래서 '치료'와 '예방'은 반드시 병행되어야 합니다.

그래서 제가 진료실에서 가장 공들이는 부분 중 하나는 환자와의 대화입니다. 환자의 이야기를 듣는 거죠. 오래 얘기해야 진짜 원인을 알 수 있기 때문입니다. 직업, 취미, 성격, 가족관계, 생활습관 등 많은 것을 알아야 다시는 같은 일이 일어나지 않게 제대로 치료할 수 있습니다. 치료를 받아야 할 정도로 치아가 상하기까지는 오랜 시간이 걸리고, 그 시간 동안 어떻게 생활했는지 돌아봐야 충치의 원인을 찾아낼 수 있습니다. 제가 환자와 오랫동안 이야기하고 치료 방향을 결정하는 이유입니다.

치과 진료실에서 이렇게 상담에 충실하기가 그리 쉽지만은 않습니다. 치과대학의 교육이 '치료' 자체에 집중되어 있어 치과의사는 마치 공학도처럼 치과 치료 기술을 적용하는 교육과 훈련을 주로 받기 때문이죠. 그런데 그보다 더 큰 원인은 환자와의 대화가 진단과 치료계획 수립에 중요하다고 생각하면서도 어느 누구도 그에 대한 비용을 지불하려 하지 않는다는 것입니다. 말만 했는데 무슨 치료비를 내냐는 식으로요. 건강보험에서도 환자와 대화하는 데 든 시간을 치료 과정으로 인정하지 않습니다. 이런 상황에서 아무런 대가도 없이 자신의 소중한 시간을 내놓을 사람은 없습니다.

우리 사회의 구조적인 문제를 해결하지 못하면 환자와 오랫동안 이야기를 나누며 원인을 찾아주는 치과의사를 찾기란 사실상 불가능에 가깝습니다.

예방은 돈이 되지 않습니다. 우리나라만 그런 게 아니라 전 세계적으로 마찬가지입니다. 아픈 사람을 치료하면 좋은 의사이고 죽어가는 사람을 살리면 훌륭한 의사입니다. 하지만, 건강한 사람이 아프지 않도록 도와주는 사람에게는 대단한 감사도 적절한 보상도 주어지지 않습니다. 이러한 인식과 구조의 문제 모두가 우리의 건강을 위협하고 있습니다. 예방은 누군가는 반드시 해야 할 일입니다.

예방이 중요하다는 생각으로 진료실에서 환자 한 분 한 분에게 칫솔질을 가르친 지 이제 20년이 넘었네요. 거창한 비전이 있어서는 아니었습니다. 그저 내 환자에게만큼은 제대로 된 치과 건강 정보를 알려주자는 생각이었죠. 처음에는 환자 한 명, 한 명이었던 것이 진료 시간 후 칫솔질 교실을 열어 관심 있는 사람들을 모아서 가르치는 형태로 발전했고 이후에는 치과의사나 치과위생사 등 관련 전문가들로 그 범위가 확대됐습니다. 그 이후 환자들이 집에서 어떻게 스스로 자신의 치아를 관리할 것인가를 가르치는 개인구강위생관리법에 'SOOD 테크닉'이라는 이름을 붙였습니다(SOOD 테크닉에 대해서는 뒤에서 보다 자세히 설명하겠습니다).

작은 점이 면이 되어 도화지를 뒤덮을 때까지

현재 SOOD 테크닉은 대학 교재에 수록되어 대학에서 가르치기 시작했고, 초등학교 구강보건 교육과 군대 구강보건 교육에도 쓰이고 있습니다. 예방치과가 임상에서 온전히 자리 잡으려면 시간이 더 필요하리라 생각합니다. 조급하게 생각하지는 않아요. 강의할 때 우스갯소리로 제가 죽기 전에는 안 될 일이라고 말하기도 하는데, 공고한 제도와 환경을 바꿔나가는 일은 오랜 시간이 걸리는 법입니다. 그러니 당장 변화가 없더라도 지치지 않고 계속 나아가는 것이 중요하다고 생각합니다. 함께하는 사람이 늘어난다면 제가 없어진 후에도 예방치과와 SOOD 테크닉에 대한 관심은 더욱 커질 것이라 믿습니다.

이런 이야기를 하는 게 제가 처음은 아닙니다. 각 시대마다 예방에 대해 이야기했던 분들이 이미 있었습니다. 1940년대, 의사 찰스 C. 바스Chalres C. Bass는 치아가 망가지는 것을 나이가 들어가면서 어쩔 수 없이 겪는 과정이라고 생각하는 건 아주 잘못된 상식이라고 말했습니다. 또한 1970년대, 치과의사 한스 뮐레만Hans R. Mühlemann은 누구든 제대로 관리하면 보험이나 치과의사 없이도 건강하게 살 수 있다고 말했습니다. 어느 시절마다 저와 같은 이야기를 하는 사람은 존재했습니다. 다만, 그 목소리가 아주 멀리까지 전달되지 못했고 사회를 변화시키기에는 힘이 부족했을 것입니다.

저는 사회가 아주 작은 점들의 외침으로 변화한다고 생각합니다. 매일 환자를 만나면서 저는 스무 개의 작은 점을 찍습니다. 그 점들이 가족과 친구들에게 전달될 것이라고 믿습니다. 강의를 하면 한 번에 100개 정도의 점을 찍을 수 있다고 생각하고 유튜브나 방송 등을 하면 조금 더 많이 찍을 수 있습니다. 그러한 점들이 옆으로 번지고 퍼져나가고 점과 점들이 만나고 그렇게 선과 면이 되어 하얀 도화지가 채워져나갈 것입니다. 그 변화의 과정에서 이 책이 또 하나의 역할을 하길 바라는 마음입니다.

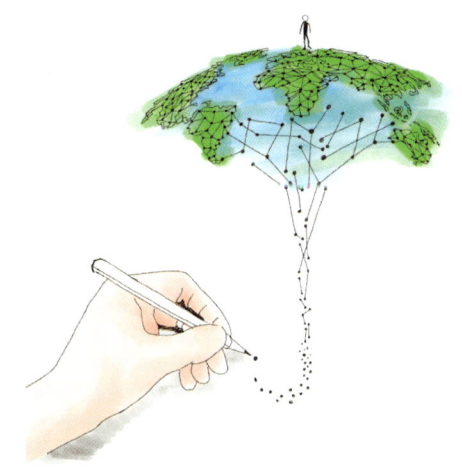

이 책은 크게 예방과 관리로 나누어 누구나 쉽게 읽고 이해할 수 있도록 구성했습니다.

1부 '예방' 편에는 가장 보편적인 치과 질환인 충치와 잇몸병을 어떻게 예방하고 치료하는지에 대해 다뤘습니다. 충치와 잇몸병은 너무 흔해서 인생에서 당연히 안고 가야 할 것처럼 생각하지만 그렇지 않습니다. 올바른 칫솔질과 더불어 치아의 구조적인 문제를 보완해주는 시술(실란트)을 병행해 적절하게 관리하면 충분히 예방할 수 있습니다. 충치와 칫솔질의 역할, 올바른 치약 선택, 제대로 된 칫솔질 방법, 치간칫솔 사용법, 치아 관리용 기구 등 잘못된 정보의 홍수, 쏟아지는 광고 속에서 진짜 내 치아와 잇몸을 건강하게 지키는 방법, 생애주기별 맞춤 관리법에 대해 1부에서 알아봅니다.

2부 '관리' 편에서는 치료받은 치아들은 어떻게 관리해야 하는지에 대해, 내가 받은 치과 치료는 어떤 것이었는지 그리고 질병의 치료는 아니지만 삶의 질을 높이기 위한 치과 치료는 무엇이 있는지 알아봅니다. 충치와 잇몸질환이 보편적 치과 질병이지만 그 외에도 다양한 이유로 치과 진료가 필요한 경우, 잘 관리했음에도 어쩔 수 없이 치과에 가야 하는 상황이 생기기도 하는데 이러한 경우에 대해서도 다룹니다. 레진, 크라운, 라미네이트, 임플란트, 브릿지가 어떻게 다르고 또 서로 어떤 관련이 있는지도 상세하게 알아봅니다. 치과 엑스레이를 보는 법과 CT에 관한 정보, 나에게 맞는 치과의사 찾는 법, 미용과 기능의 사이에서 각각의 치료가 어떤 장단점을 갖는지도 소개합니다. 그리고 오랫동안 교정전문의로서 살아온 만큼 치아교정에 대한 보다 자세한 지식도 추가했습니다.

치과의사로서의 시작점에 큰 점을 찍어주신 치과의사 아버지 박재석 박사님과 곁에서 제가 생각하는 바를 실천해나갈 수 있도록 인정하고 지켜봐주는 치과의사 아내 김경아에게 감사하다는 말을 전합니다. 또한 제가 그려나가는 이 점과 선을 면으로 바꿔나가 줄 치과의사 아들 박태범에게도 부탁의 말을 전합니다.

2024년 가을
박창진

차례

들어가며 지금 당신의 칫솔질이 잘못되었습니다 4

1부
당신이 치과에
오지 않으면 좋겠습니다

예방편

1장 충치는 하루아침에 생기지 않습니다

치아 구조를 알면 충치가 보입니다 21 • 칫솔질은 왜 충치를 예방하지 못할까? 25 • 아프고, 피가 나면 이미 늦었습니다 29 • 이가 시릴 때 바로 해야 할 일 34 • 탕후루, 커피, 레몬디톡스… 치아를 망치는 주범들 39 • 튼튼한 이를 만들어주는 2가지 44 • '이것' 없는 치약은 치약이 아닙니다 52

2장 이렇게만 하면 잇몸병이 사라집니다

잇몸뼈를 살리는 골든 타임 59 • 인생에서 사라져야 할 스케일링 64 • 주의! 충치 다발 지점! 69 • 칫솔질도 장비빨, 최고의 칫솔 고르기 76 • 수드^{SOOD} 테크닉: 부드럽게, 입 벌리고, 하나씩, 깊숙이 82 • 치간칫솔에도 처방전이 필요합니다 91 • AI시대에도 칫솔과 칫솔질은 그대로 100 • 전동칫솔, 첨단칫솔, 대왕칫솔 104 • 잇몸질환 예방 치약, 정말 효과 있을까? 114

3장 구강 건강 보조제 올바르게 사용하기

가글액, 추천하고 싶지는 않습니다 123 • 워터플로스, 직접 실험해보면 깜짝 놀랍니다 125 • 구취와 혓바늘을 없애주는 혀클리너 127 • 잇몸약의 맨 얼굴 130 • 미백치약과 고체치약 132 • 자일리톨이 성밤 치아에 좋을까? 136

4장 생애주기에 따른 맞춤 관리법

임신 중 엄마의 잇몸 염증이 태아에 미치는 영향 141 • 임신 중 치과 치료, 받아도 괜찮을까? 143

0~3세 아이의 첫 치과 진료 시기 145 • 턱뼈 발달에 해가 없는 노리개 젖꼭지 고르는 법 148 • 첫 칫솔은 부드럽게, 칫솔질은 재미있게 151 • 불소 치약이 아이에게 해로울까? 154

3~6세 전신마취, 진정치료 필요 없는 아이가 되려면 157 • 언제부터 칫솔질을 가르칠까? 162 • 영구치가 썩어서 나오지 않는 관리법 164

- **초등학생기** 치과에 자주 가야 하는 혼합치열기 170 • 칫솔질, 단순하고도 완벽한 평생 습관 173
- **청소년기** 중학교 2학년이 치과에 가야 하는 이유 176 • 청소년기 교정, 치료보다 중요한 것 178
- **성년기** 바람직한 정기검진 기간 181 • 20~30대, 자유분방한 생활 뒤 찾아오는 것들 184 • 40~50대, 임플란트는 결코 당연한 것이 아닙니다 187
- **노년기** 늙어서 잇몸뼈가 내려앉는다는 착각 191 • 입가에 침이 고인다면 안 좋은 신호일까? 195 • 틀니는 치약으로 닦으면 다 망가져요 198

2부
그래도 치과에 가야 한다면

관리편

5장 치과 진료 전 알아두어야 할 상식

왜 치과마다 충치 개수가 다를까? 205 • 과잉진료 없는 '진짜 좋은' 치과의사 찾는 법 208 • 치과의사처럼 치아 엑스레이 사진 보기 213 • 충치 치료, 무엇으로 어떻게 하나? 218 • 치아를 통째로 잃어야 하는 상황이라면 222 • 사후관리가 더 중요한 임플란트 225

6장 기능과 심미 사이, 교정치료에 관한 모든 것

교정전문의가 교정치료를 받지 않는 이유 235 • 교정치료, 언제, 어떻게 결정해야 하나 239 • 어떤 교정장치가 가장 좋을까? 244 • 발치 없는 교정치료를 받고 싶다면 247 • 교정할 때 차가운 음식이 방해가 되는 경우 249 • 끝날 때까지 끝난 게 아닌 교정, 유지장치 관리법 252 • 노안의 주범, 블랙 트라이앵글 없애기 256 • 끝나지 않은 치아 건강관리, 중장년 교정치료 259

나가며 자연치아로 사는 기쁨을 누리는 그날까지 263

1부

당신이 치과에 오지 않으면 좋겠습니다

예방 편

1장

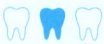

충치는 하루아침에 생기지 않습니다

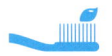

치아 구조를 알면
충치가 보입니다

치아는 무엇으로 만들어졌을까요? 우리 몸을 구성하는 것들 중에 가장 개성 있는 모양을 한 치아는 칼슘과 인으로 구성되어 있습니다. 칼슘과 인이 엉겨 붙어서 단단해진 것이죠. 우리 몸에 이처럼 단단한 것들이 서너 종류 있는데, 제일 먼저 생각나는 것은 뼈입니다. 뼈에 칼슘과 인 등의 무기질을 더 넣으면 단단한 치아뿌리가 되고, 거기에 칼슘과 인을 더 넣으면 치아의 머리 부분이 됩니다. 그러니까 뼈가 제일 약하고 그다음에 치아의 뿌리 부분, 그리고 치아의 머리 부분이 가장 단단합니다.

이 치아를 잇몸이 감싸고 있습니다. 치아의 단단한 머리 부분과는 대조적으로 핑크빛의 연한 살이 치아를 덮고 있습니다. 치아와 잇몸은 딱 붙어 있지 않고 그 사이 약간의 틈이 있습니다. 정상

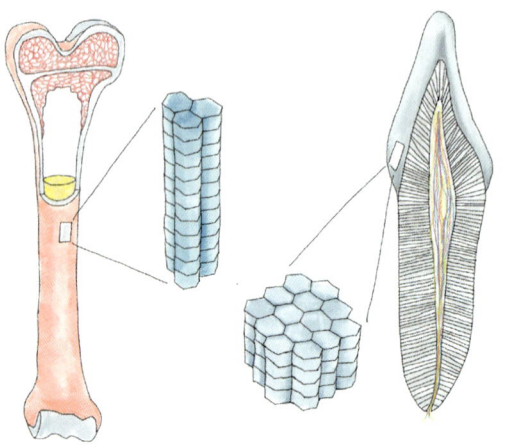

치아와 뼈는 칼슘과 인의 결정구조로 만들어져 있으며 그 구조가 비슷합니다.

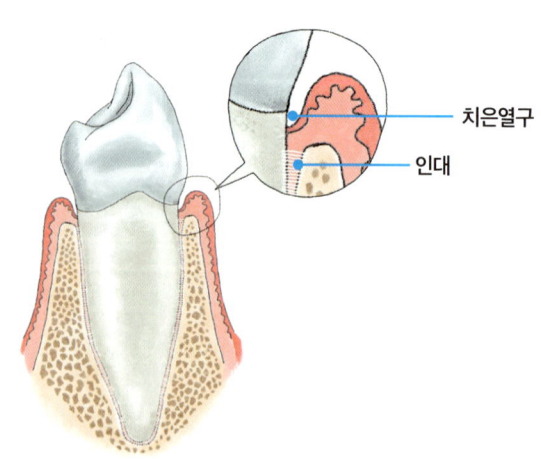

치아와 잇몸은 서로 딱 붙어 있지 않으며 약간의 틈이 있습니다.
이 부분을 치은열구Gingival Sulcus라고 합니다.

적인 경우에는 그 깊이가 2~3mm 정도 밖에 되지 않습니다만, 염증이 생기고 잇몸뼈가 녹는 과정에서 더 깊어집니다. 그 틈에 세균들이 자리 잡고 잇몸뼈를 녹이는데, 그것이 바로 잇몸질환입니다.

치아의 뿌리 부분 역시 뼈와 딱 붙은 것이 아닙니다. 치아의 뿌리와 잇몸뼈 사이에는 공간이 존재하며, 그 공간에는 가느다란 실 같은 수많은 인대들이 치아뿌리와 잇몸뼈를 연결하고 있습니다. 뼈와 뿌리 사이에 틈이 있고 인대가 그 사이를 메워 쿠션 역할을 하는 겁니다. 그 공간과 인대가 음식을 씹을 때 생기는 충격을 흡수하고 음식마다 씹는 느낌이 다른 것을 느끼게 해줍니다.

입안에 이렇게 자리 잡은 치아는 뼈보다 단단하지만 인대가 쿠션 역할을 해주어 유연성이 있고 음식을 씹게 해줍니다. 우리들의 행복한 식생활을 가능하게 해주죠. 사는 내내 아무 손상 없이 유지되면 좋겠지만 안타깝게도 치아를 구성하는 칼슘과 인은 매일 빠져나갑니다. 잇몸 사이사이가 세균의 안락한 주거지가 되어 뼈가 녹으면서 잇몸이 망가지기도 하고요. 자연치아를 지키는 예방의 관건은 이 2가지의 위협으로부터 치아를 어떻게 보호하느냐입니다. 빠져나간 칼슘과 인을 제대로 보충하고 세균이 자리 잡지 못하도록 깨끗하게 관리하면 평생 치과에 가지 않아도 되는 것이죠.

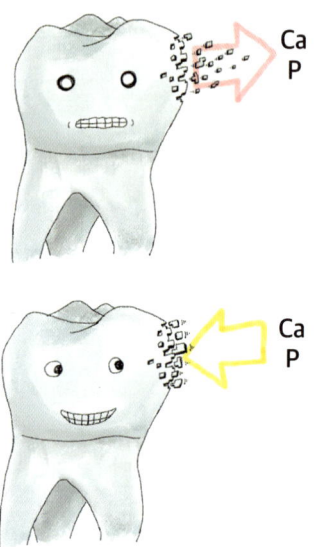

치아는 매우 단단하고 변화가 없을 것처럼 보이지만, 지금도 칼슘과 인이 녹아 나가고 다시 보충되는 과정을 수없이 반복하고 있습니다.

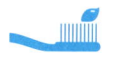 ## 칫솔질은 왜 충치를 예방하지 못할까?

하루에 두세 번씩, 필요하다면 점심시간에도 열심히 이를 닦는데 왜 치과에 갈 일이 생기는지 의아해할 수 있습니다. 놀랍게도 충치는 칫솔질로 예방할 수 없습니다. 그렇다면 충치蟲齒는 왜, 어떻게 생길까요? 한자로 벌레 충蟲, 이빨 치齒자입니다. 벌레 세 마리가 보이고, 시옷(ㅅ) 자 모양으로 윗니와 아랫니가 표현되어 있어요. 이 치齒자를 볼 때마다 참 재미있지요. 어쩌면 저렇게 치아의 모양을 잘 표현했을까 싶습니다.

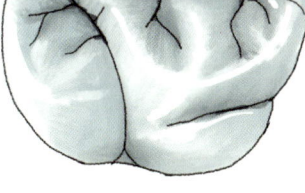

어금니에 있는 좁고 깊은 홈에서 충치가 시작됩니다.

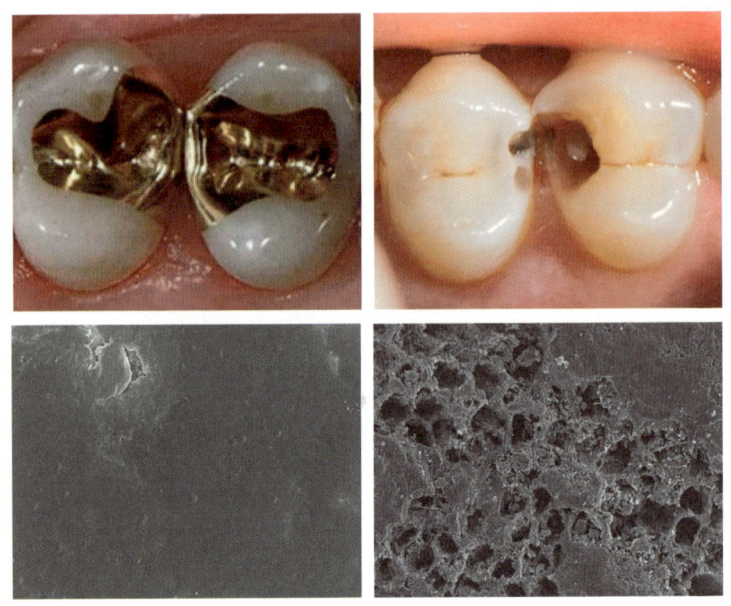

정상 치아 표면과 산에 의해 녹은(탈회) 치아 표면

어금니의 씹는 면에는 금이 간 것처럼 보이는 구조가 있습니다. 그게 바로 칫솔질만으로 극복할 수 없는 충치의 원인이 되는 좁고 깊은 홈입니다. 아이들 치아에서 제일 먼저 썩는 곳이 바로 이 씹는 면입니다. 지금 입을 아, 하고 벌려 거울을 보면 아마 어금니 씹는 면에 레진이나 금 등으로 때워놓은 것들이 보일 텐데요. 이 흔적들은 대한민국 국민 대부분에게 있습니다. 그리고 충치가 생기는 또 다른 자리는 주로 치아와 치아가 맞닿은 면입니다.

한자로 충치는 벌레가 치아를 파먹었다는 의미이지만, 실제로는 벌레가 아닌 세균이 그 원인이라는 사실을 이미 대부분의 사람들이 알고 있죠. 세균이 치아조직 중 단단한 부분을 분해하고 파괴해 치아를 약하게 만들고 부서지게 만든 것이 충치입니다.

교과서적으로 정리해서 말하자면 '충치는 치아의 구조적 손상으로 인해 발생하는 질환'입니다. 그러니까 치아에 생기는 구멍이 문제인 겁니다. 처음에는 현미경으로 봐야 보일 정도의 미세한 손상이지만 예방하고 관리하지 않으면 우리 눈에 보일 정도로 구멍이 커집니다. 칼슘과 같은 무기질이 치아에서 빠져나와 치아가 약해지는 원인은 산acid입니다. 세균이 산을 만들고 그 산 성분에 의해 치아가 녹는 것이 바로 충치입니다. 그런데 세균이 산을 만드는 원재료가 바로 당분입니다. 즉, 충치는 식습관과 연관이 있습니다. 충치를 예방하고자 한다면 식습관에서 당분과 산성을 줄여야 합니다.

충치는 하루아침에 생기지 않습니다. 운이 나빠 걸리는 게 아니라 스스로 만드는 병이고, 유전이 아니라 생활습관에 의해 만들어지는 병입니다. 집안 대대로 충치가 많고 치아가 약하다고요? 그건 집안의 공통적인 식습관, 생활습관이 문제일 가능성이 가장 큽니다. 집 안 여기저기에 먹을 것들이 즐비하고 특히 당분과 탄수화물, 산성 등이 포함된 과자와 음료수가 손 닿는 곳에 늘 있다면, 늦은 시간까지 먹고 마시면서도 칫솔질하는 것에 인색하다면, 치아의 손상된 부분을 아무리 제거하고 인공물질로 복구해 넣어도 치료받은 경계 부위에 똑같이 충치가 생길 것입니다.

충치는 치과의사가 고쳐줄 수 있는 병이 아닙니다. 치과의사는 통증을 멈추게 하고 손상된 부위를 복구해줄 수는 있지만 이것이 완치를 의미하지는 않습니다. 치아는 아무리 보수를 해도 습관이 바뀌지 않으면 다시 썩게 되어 있습니다.

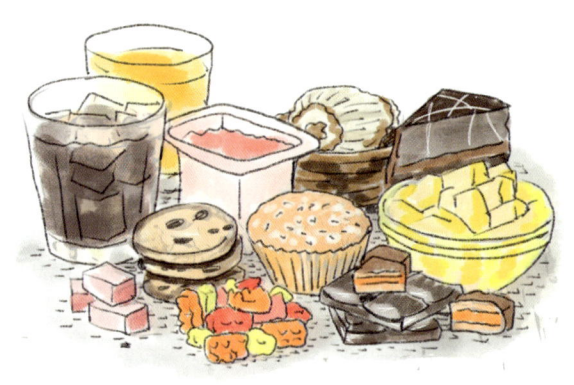

충치를 예방하려면 매일 먹는 것을 바꿔야 합니다.

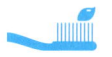

아프고, 피가 나면 이미 늦었습니다

골다공증은 뼈에서 칼슘이 빠진 겁니다. 구멍이 숭숭 뚫려 약해진 뼈는 충격을 받으면 부러지기 쉬운 상태가 됩니다. 치아도 마찬가지입니다. 칼슘이 자꾸 빠지면 조직이 약해지고 부서지는 것이죠.

칼슘이 빠져나간 구멍은 초기에는 현미경으로 봐야 겨우 보

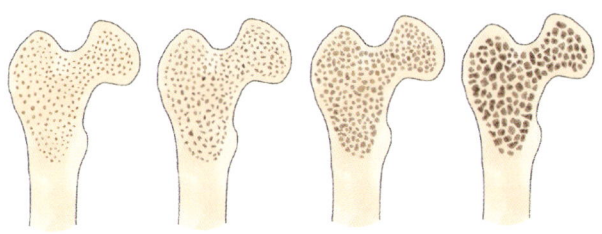

칼슘이 빠져나간 뼈는 약해서 부러질 수 있습니다.

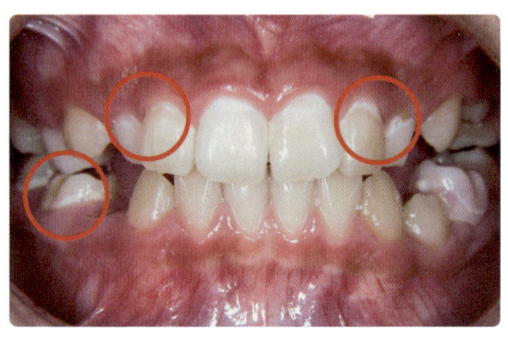

붉은 원 속의 부분이 치아에서 칼슘 등의 무기질이 빠져나가 구조가 약화된 부분(탈회)

일 정도입니다. 그 눈에 보이지 않는 작은 구멍들이 충치의 시작입니다. 그다음 단계로 넘어가면 치아에 약간 흰 얼룩 같은 것이 보입니다. 칼슘이 빠졌다는 증거 중의 하나이며 치아조직의 밀도가 낮아졌다는 의미입니다. 칼슘은 빠져나갔지만 아직까지 표면 구조는 유지됩니다. 칼슘이 더 빠져나가면 갈색으로 변하는 경우도 있습니다. 그리고, 칼슘이 점차 더 빠져나가면서 치아의 표면이 부서집니다. 점점 심해지면서 구멍이 생기고 그 구멍으로 세균과 음식물 찌꺼기가 들어가면 청소와 관리가 매우 어렵습니다. 그 구멍 안에서 산이 만들어지고, 속에 있는 칼슘까지 계속 녹아 없어집니다. 구멍은 점점 더 커지며 이제 우리가 알고 있는 충치가 등장하는 겁니다. 처음에는 충치가 시작됐는지 알지도 못하죠. 일정 부분 진행되어도 증상을 느낄 수 없습니다. 아프지 않아도 치과에 가야 하는 이유이기도 합니다.

충치는 하루아침에 생기는 것이 아닙니다. 몇 년 동안 칼슘이 차근차근 빠져나가면서 생깁니다. 음식물을 섭취하면 입안의 모든 치아에서 매일매일 칼슘 등의 무기질이 녹아 나옵니다. 다행스럽게도 이렇게 녹아 나온 무기질은 다시 복구가 됩니다. 다만 이 과정을 반복하는 중 녹아 나온 칼슘의 양이 다시 복구되는 양보다 많으면 비로소 충치가 생기는 것입니다. 이때 빠져나간 칼슘의 빈 자리를 복구하는 과정을 가속화해주는 물질이 바로 불소입니다. 이러한 원리로 정기적으로 불소를 도포하고 불소치약을 쓰면서 잘 관리하면 충치를 예방하거나 진행을 멈출 수 있습니다.

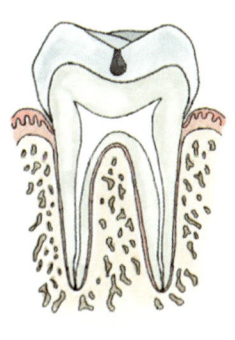

충치 초기 단계에는 치아의 맨 위쪽인 법랑질 혹은 에나멜enamel이라고 불리는 조직에 구멍이 생깁니다. 치아에서 가장 단단한 층이죠. 그곳에 구멍이 생겼을 때 발견하는 것을 1단계라고 합시다. 딱딱한 조직 안에만 미세하거나 작은 구멍이 난 이 단계에는 그 구멍 입구를 막으면 충치 진행을 막을 수 있습니다. 구멍 안의 세균이 생존할 수 없도록 영양분의 공급 입구를 막아버리는 거죠. 법랑질 조직은 거의 대부분이 무기질이라 세균이 먹을 만한 게 전혀 없기 때문에 바깥 쪽 식량 유입만 차단하면 그 안에서 굶어 죽게 되어 있습니다. 이처럼 1단계에서는 입구만 봉쇄해도 충치 진행을 멈출 수 있는 거죠.

문제는 2단계입니다. 에나멜 조직 아래의 두 번째 층은 우리말로 상아질이라 불리는 덴틴dentin이라는 조직인데, 상아질에는 무

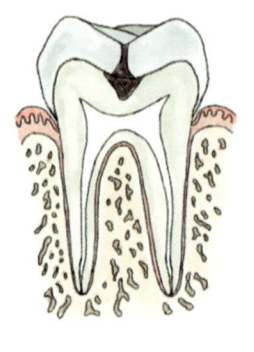
기질 외에 유기질도 있습니다. 그러니까 충치가 두 번째 층까지 진행이 되면 아무리 밖에서 입구를 막더라도 안에서 영양공급을 받아 세균이 죽지 않고 살아가게 되는 거죠. 그렇기 때문에 2단계에서는 충치 부위를 그냥 덮어서는 안 됩니다. 세균으로 손상되고 감염된 조직을 전부 제거 후 조치를 취해야 합니다. 이것이 우리가 알고 있는 충치 치료입니다. 두 번째 층인 상아질 층의 일부가 감염되고 손상되면 그 정도에 따라 그때부터 조금씩 통증이 옵니다. 그런데 아주 많이 아픈 것 같지 않아요. 좀 시리다가 좀 아프다가 또 괜찮아지고 그럽니다. 많은 분들이 이 단계에서 치과에 가지 않고 견뎌봅니다.

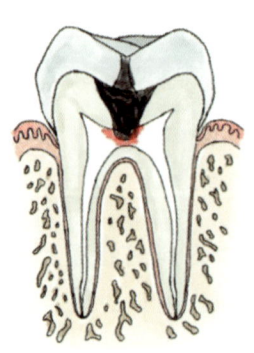
다음 3단계로 넘어가봅니다. 우리가 흔히 말하는 신경치료까지 해야 하는 경우가 바로 3단계죠. 치아의 안쪽에는 혈관이 있습니다. 이 혈관에는 영양분이 넘쳐납니다. 세균은 이곳에 발을 들이는 순간 파티를 벌입니다. 당연하게 심한 염증이 생기고 그때부터 걷잡을 수 없는 통증이 밀려오죠.

안타까운 것은 대부분 3단계에 혹은 3단계에 이르기 직전에 치과를 찾는다는 사실입니다. 썩을 대로 썩어서 오는 거죠. 치통이 생긴다는 건 법랑질, 상아질이 다 썩을 때까지 버텼다는 겁니다. 버티면 안 되거든요. 늘 강조하지만 치과는 이가 아프지 않을 때 가야 합니다. 충치의 진행은 우리 몸의 복구 노력으로, 불소치약을 사용하고 식습관을 포함한 생활습관을 바꾸는 것으로 예방하고 차단할 수 있습니다. 또한 치과에 가서 미리 씹는 면의 홈을 메꿔주는 방법(홈 메우기)도 중요한 충치 예방법입니다.

충치는 대부분의 경우 정말 서서히 진행됩니다. 언제부터 언제까지 1단계다, 2단계로 넘어가기까지 어느 정도가 걸린다 하고 정확히 말할 수 없습니다. 사람마다 정말 다르거든요. 또 습관이나 환경에 따라서도 달라지고요. 예를 들어 아침, 점심, 저녁 사이에 수시로 간식을 먹는 사람이라면 충치 진행 속도가 빨라집니다. 서랍만 열면 먹을 게 있고, 책상 위에 항상 오렌지주스나 콜라가 놓여 있다면 치아는 순식간에 썩죠. 그런데 그렇게 먹지만 바로바로 이를 닦는 사람이라면, 혹은 아예 간식을 먹지 않는 사람이라면, 충치 진행 속도는 각각 달라집니다.

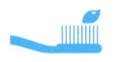

이가 시릴 때
바로 해야 할 일

"찬물 마실 때 시려요."

"칫솔질할 때 시려요."

아마도 치과의사가 가장 많이 듣는 말 중 하나일 겁니다. 치아가 시린 건 정확하게 치아의 어느 부분이 손상을 입어서일까요? 물론 충치가 있는 경우에도 치아가 시립니다. 하지만 그보다 많은 경우에 이가 시린 증상은 치아와 잇몸이 만나는 부분에서 생깁니다. 잇몸뼈가 녹아 잇몸이 내려가면서 뼈와 잇몸에 덮여 있어야 할 치아의 뿌리 부분이 드러나 뿌리 표면 신경이 자극을 받을 때 시리다고 느낍니다.

우리 눈에 보이는 치아의 머리 부분은 칼슘과 인이 더 이상 들어갈 수 없을 정도로 무기질로 꽉 차 있습니다. 뜨겁고 차고 달고

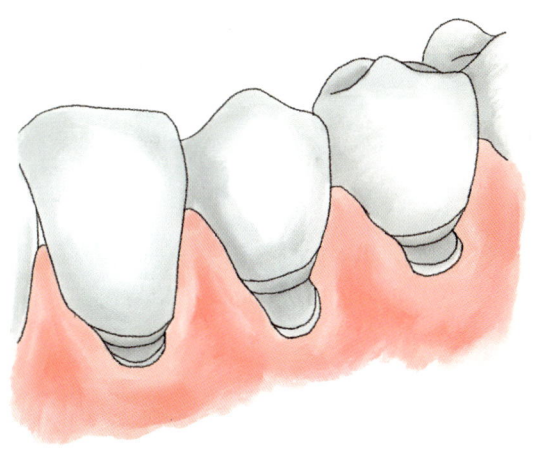

잇몸이 내려가 치아의 뿌리가 드러나면 그 부분이 시립니다.

시고 짠 음식들을 씹는 튼튼한 도구입니다. 그런데 뿌리는 다릅니다. 현미경으로 확대해서 치아의 뿌리 표면을 살펴보면 아주 작지만 많은 구멍들이 보입니다. 이 구멍 안쪽에는 신경이 연결되어 있습니다.

치과에서 시린이를 치료한다는 건 보통 치아의 뿌리 부분이 드러나지 않도록 무언가로 잘 덮어주는 겁니다. 레진 같은 재료를 사용해서요. 그러면 시린 느낌이 사라집니다. 하지만 한번 생각해봅시다. 이는 왜 시릴까요? 잇몸이 내려가 뿌리가 드러나서입니다. 그렇다면 왜 잇몸이 내려갔을까요? 바로 염증 때문이지요. 염증은 왜 생겼을까요? 맞습니다. 안 닦아서입니다.

결국 치아와 잇몸이 만나는 자리가 잘 닦이지 않아 생긴 문제인데 레진으로 그 부분을 덮었다면 이제 레진이 덮인 그 경계부에

턱이 하나 생긴 겁니다. 세균이 자리 잡기 좋은 경계부이니 염증이 생길 가능성 더 커질 수 있지요.

양치질을 잘 하지 않으면 이를 때운 바로 그 자리 주변에 세균이 낍니다. 더 신나게 낄 겁니다. 따라서 시린이를 예방하는 방법은 치아를 잘 닦는 것입니다. 레진으로 시린 부분을 치료했다고 해도 역시 잘 닦아야 합니다. 잘 닦지 않으면 잇몸은 또 내려갈 거고 시린 증상은 다시 찾아올 거예요.

시린이 치약은 과연 효과가 있을까?

시린이 치약으로 유명한 제품들이 있습니다. 시린이 치약의 가장 기본은 드러난 치아뿌리 부분의 미세한 구멍들을 메워주는 것입니다. 어떤 치약은 질산칼륨이나 염화스트론튬을 주로 사용합니다. 즉시 이 구멍들을 메워 시린 증상이 사라집니다. 효과가 매우 좋습니다. 그래서 세계 판매 1위라고 광고를 하는 것 같습니다. 다만, 이 개선 효과가 그렇게 오래 가지 않습니다. 그 치약을 쓰지 않으면 다시 구멍이 열리고 시립니다. 무엇보다도 치약의 기본이 되어야 하는 충치 예방 효과가 없습니다.

또 다른 치약은 치아 구성성분과 같은 성분으로 시린 뿌리 구멍을 메워준다는 치약입니다. 하이드록시아파타이트라는, 역시나 어려운 이름의 성분입니다.

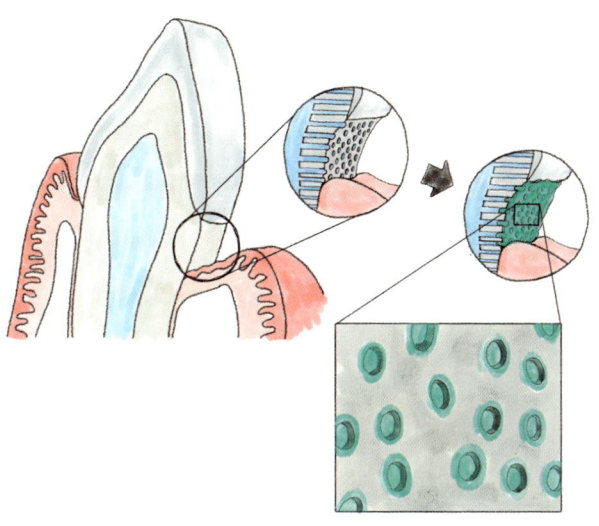

치아의 뿌리 부분에는 미세한 구멍들이 뚫려 있으며 이 구멍을 통해 시린 증상을 느낍니다.

그런데 불소치약은 원래의 치아 구조보다 치아를 더 단단하게 만들어주며 시린 증상을 없애줍니다. 칫솔질을 제대로 하고 불소치약을 꾸준히 쓰면 불소가 치아뿌리에 노출된 구멍들을 막아줍니다. 그리고 치아를 단단하게 만들어 충치도 예방해줍니다. 즉, 불소치약은 시린이 전용 치약보다 훨씬 효과가 좋은 데다가 충치 예방 효과까지 있는 것이죠.

이가 시리다면 일단 치과를 방문해 정확한 상태를 점검받아야 합니다. 그 뒤 치료와 예방 효과를 위해 불소치약을 사용하세요. 저는 이가 아주 많이 시리다고 말하는 분들에게 칫솔질을 꼼꼼하게 하고 치약을 뱉어낸 뒤 물로 헹구지 말라고 합니다. 상황에 따라 칫솔질을 끝내고 불소치약을 조금 짜서 시린 치아의 뿌리 부분에 바르고 주무시라고도 하고요. 시린이는 불소치약만으로도 치료가 가능합니다. 뒤에서도 강조하겠지만 치아 건강을 위해서는 무조건 불소치약을 사용해 잘 닦는 게 가장 중요합니다.

탕후루, 커피, 레몬디톡스…
치아를 망치는 주범들

당과 산을 통제해야 하는 이유

　탕후루가 한창 유행이었습니다. 설탕을 녹여 과일에 코팅한 간식이죠. 탕후루의 '탕'은 당$_{糖}$을 말합니다. '후루'는 작고 시어서 그냥 먹기에는 맛이 없는 작은 과일이라고 해요. 탕후루의 기원은 몽골인데 한겨울 보관 음식으로 개발됐다죠. 설탕옷을 입혀두면 무르거나 얼지 않아 오래 먹을 수 있으니까요. 그러니까 탕후루는 먹기 힘든 신 과일에 당분을 입힌 겁니다. 치아에 가장 안 좋은 당과 산이 완벽하게 조합되어 있는 간식입니다.
　이렇게 당과 산이 들어간 음식을 주의해야 합니다. 치아에 가장 좋지 않은 것은 산^{acid}이며 이 산은 당에 의해 만들어지는 경우가 많습니다. 보통 pH7이면 중성이고 숫자가 작아지면 산성입니다. pH5.5 이하의 산과 만나면 치아에서 칼슘과 인 등의 무기질이 녹아 나옵니다. 치아가 녹는 것입니다. 처음에는 현미경적으로 녹고, 지속되면 우리 눈에 보일 정도로 녹고, 더 진행되면 치아에 구멍이 뚫립니다. 이게 충치입니다. 따라서 당과 산을 조절하면 충치를 예방할 수 있습니다. 탄산음료는 당과 산의 결정체라고 해도 과언이 아닙니다. 탄산수는 pH4~5 정도로, 치아를 녹이는 안 좋은 음료입니다. 블랙커피는 pH5 정도입니다. 스포츠 이온음료, 맥주, 와인도 그렇습니다. 우리가 사 먹는 대부분의 음료수에는 당과 산이 있습니다. 이때 이 음료를 얼마나 자주, 또 오랫동안 입에 머금고 있느냐가 중요합니다. 큰 텀블러에 음료를 가득 담아 책상 위에 두고 일하는 내내 홀짝이는 습관은 치아에 정말 좋지 않습니다. 온종일 치아를 산에 절이는 셈이니까요. 충치는 산에 의해 치아 구조가 파괴되는 것입니다.

특히 집에서 담그거나 사 먹는 과일청은 대부분 너무 신맛이 강해 못 먹는 과일에 설탕을 들이부어 만듭니다. 치아 건강의 관점에서는 독약과 다를 바 없습니다. 모과청, 매실청, 레몬청 같은 것으로 만든 음료를 매일 먹는 것은 치아를 엄청나게 부식시키는 일입니다.

따라서 충치 예방을 위해 가장 먼저 할 일은 산을 조절하는 것입니다. 이를 위해 음식을 가려 먹고 입안에 음식물이 오래 남아 있지 않게 해야 합니다. 충치는 매일매일 어떤 걸 먹고 어떻게 관

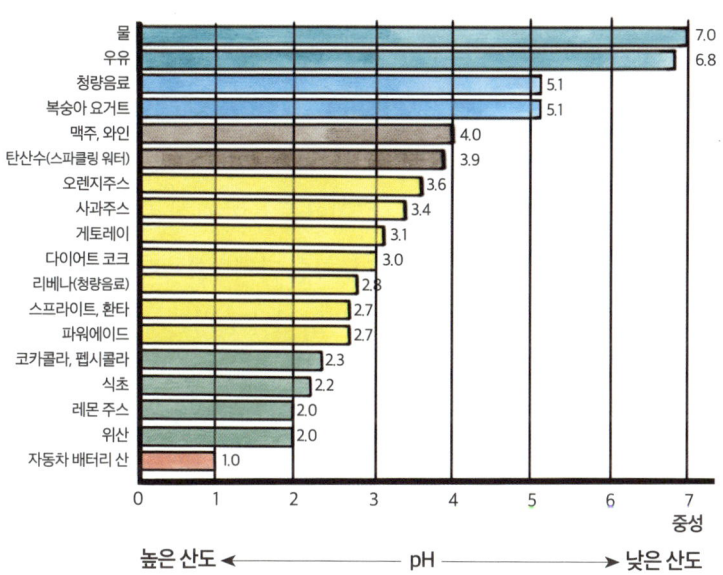

리했느냐에 따라 막을 수 있는 병입니다. 그래서 충치가 심한 환자에게는 하루에 뭘 먹고 있는지, 음식물이 입안에 얼마나 오래 머무르는지 써보라고 권합니다. 식단 일기를 쓰는 겁니다. 온종일 먹은 것을 써놓고 보면 입안에 당과 산을 얼마나 오래 넣고 지냈는지 알 수 있습니다. 이런 방법을 통해 당분을 아예 먹지 않는 것은 어렵더라도 점차 줄여나갈 수는 있습니다. 식단일기를 쓰며 충치 예방에 좋은 음식들로 식단을 바꾸다 보면 다이어트와 전신 건강이라는 부수적인 효과도 누릴 수 있습니다.

예를 들어 보겠습니다. 아침에 아메리카노 한 잔을 마십니다.

당을 들어가는 게 싫어서 시럽도 뺐어요. 쓴 커피를 한 잔 마신 거죠. 그런데 그걸 책상 위에 두고 두 시간에 걸쳐 마십니다. 아메리카노에는 pH5 정도 되므로 심한 산성은 아니지만 산 성분이 있는 식품이기 때문에 두 시간 가량 치아가 산에 닿아 있는 꼴입니다.

당이 없다고 광고하는 제로 탄산음료가 유행입니다. 당은 없지만 산 성분은 그대로 있습니다. 치아를 녹이는 산은 그대로 두고 당만 없는 것인데 마치 건강한 음료처럼 마케팅합니다.

한편, 당분은 입안에 있는 세균을 만나 순식간에 산으로 바뀝니다. 따라서 당분을 먹는 건 사실 산을 먹는 것과 같아요. 그런 이유에서 충치를 생기게 하는 또 다른 뜻밖의 음식은 밥, 빵 같은 탄수화물입니다. 반찬 없이 하얀 쌀밥 한 숟가락을 입에 넣고 꼭꼭 씹으면 단맛이 납니다. 탄수화물이 침에서 분비되는 소화효소인 아밀라아제와 만나면 즉시 당분으로 바뀌거든요. 이런 탄수화물에 설탕을 비벼놓은 걸 먹으면 어떻게 될까요? 그것이 바로 빵이고 과자입니다. 중세 시대 의학서적에도 치아 건강을 위해 달달한 디저트를 먹는 것을 피하라고 적혀 있습니다.

치아 건강에 식습관이 정말 중요하다고 말하면 가끔 이런 질문을 하는 분이 있습니다. 다이어트식은 충치가 안 생기겠네요? 글쎄요. 그 또한 어떤 것을 먹느냐에 따라 다르겠죠. 다이어트로 사과나 배 같은 과일을 씹어 먹는다면 당분이 포함되어 있긴 하지만 섬유질로 치아를 세정해주어 청소 효과가 있습니다. 하지만 과일을 갈아서 한 잔씩 마신다면 충치 예방과는 거리가 먼 식단입니다.

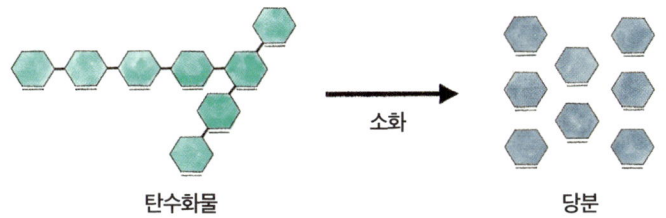

탄수화물은 입안의 소화효소를 만나 당분으로 바뀝니다. 달달한 디저트가 치아에 좋지 않은 이유입니다.

과일에는 당이 있고 세균이 당을 만나면 산을 생성하기 때문이죠.

그렇다면 치아에 좋은 음식은 뭘까요? 바로 칼슘이 많이 함유되어 있고, 탄수화물은 적은 음식입니다. 예를 들면 유제품, 즉 우유나 치즈 같은 것입니다. 호두나 아몬드 같은 견과류도 치아에 좋은 식품입니다.

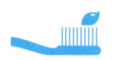

튼튼한 이를
만들어주는 2가지

칼슘과 인의 보충, 세균 관리. 이 2가지만 확실하게 하면 평생 건강한 치아로 살 수 있습니다. 칼슘과 인이 빠져나간 구멍이 점점 커져 결국 치아가 손상되는 충치가 생기고, 잇몸 사이에 들어찬 세균들이 염증을 일으켜 잇몸질환으로 발전하니까요.

충치의 정확한 정의는 '산에 의한 치아 조직의 파괴'입니다. 산에 의해 칼슘 등이 빠져나가는 것을 되도록 막아야 하며, 즉, 식습관을 조절하는 게 충치 예방의 기본이죠. 당분과 산성을 피해야 합니다. 이미 파괴된 조직은 '불소' 성분으로 재생(재광화)이 가능합니다. 칼슘과 인이 매일 빠져나간 부분은 침에 있는 칼슘과 인으로 자체 재생이 되지만 그것만으로는 부족한 경우가 많습니다. 불소는 치아를 재생하며 더 단단한 구조로 만들어주죠. 이 불소를 치아에 매일 바를 수 있는 방법은 치약을 사용하는 것입니다. 물론 치과에서 하는 불소도포도 큰 도움이 됩니다.

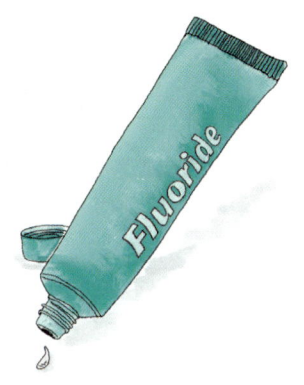

불소치약 외에 충치를 예방하는 방법은 충치의 원인이 되는 어금니 씹는 면의 좁고 깊은 홈을 메우는 것입니다. 어금니 씹는 면에는 홈이 있는데 운이 좋은 몇몇을 제외하고 대부분의 사람은 그 틈 안으로 세균이 들어가 그 부분에서 충치가 생깁니다. 이 씹는 면의 좁고 깊은 홈은 칫솔질로는 닦을 수가 없습니다. 그 홈을 미리 메워두면 자연스럽게 충치 예방이 되겠죠. 이 홈을 메우는 걸 치아 홈 메우기(실란트)라고 합니다. **충치 예방은 실란트와 불소치약 그리고 식습관 조절로 이뤄집니다.** 칫솔은 충치 예방을 위한 불소치약을 도포하는 도구인 것이죠.

튼튼한 치아를 결정하는 탈회와 재광화

칼슘과 인이 빠져나가면서 단단한 무기질 성분이 없어지는 걸 탈회demineralization, 다시 칼슘 등이 붙어서 단단해지는 걸 재광화remineralization라고 합니다. 탈회는 지속적으로 일어나는 현상이기에 얼마나 재광화되느냐가 충치 없이 튼튼한 치아로 사느냐를 결정하는 거죠.

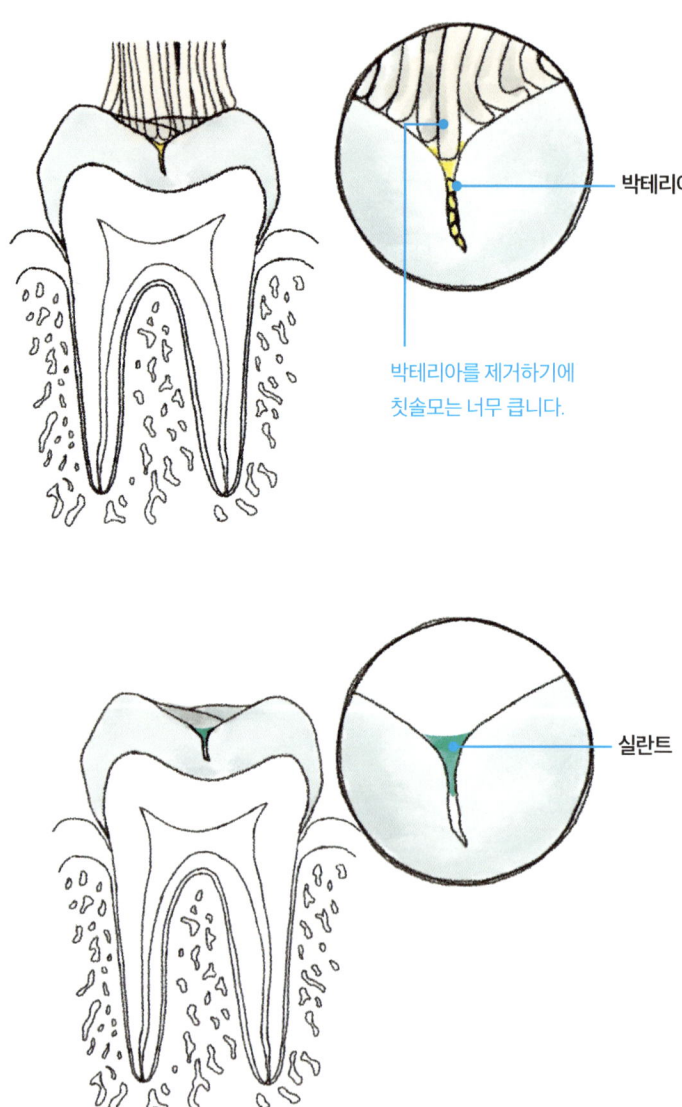

박테리아

박테리아를 제거하기에
칫솔모는 너무 큽니다.

실란트

치아의 깊고 좁은 홈에 실란트를 해주어 충치를 예방합니다.

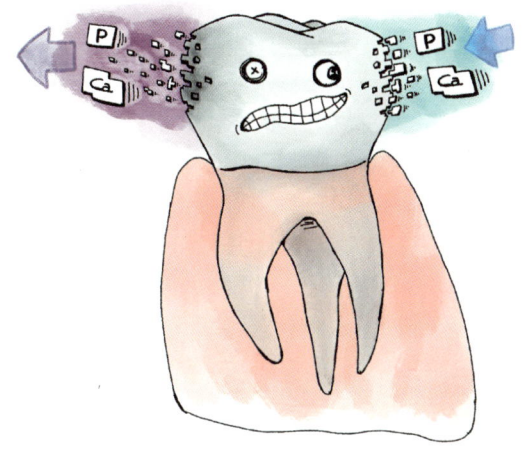

치아의 탈회와 재광화

　치아를 구성하는 칼슘과 인은 산에 닿으면 치아 표면에서 떨어져 나갑니다. 우리 눈에 보이지도 않고 느껴지지도 않지만 치아 표면에서 떨어져 나간 칼슘과 인이 지금도 입안에서 돌아다니고 있습니다. 그리고 그것들이 원래 있던 자리에는 작은 구멍이 생기겠죠. 떨어져 나온 칼슘과 인을 잘 잡아채서 다시 붙여놓는 게 재광화인데 불소에는 뛰어난 재광화 효과가 있습니다.

　이런 겁니다. 입속에서 떠돌아다니는 칼슘과 인의 자리에 불소가 대신 끼어들어가는 거죠. 그러면 구멍이 메워지고 치아가 더 단단해지는 이치입니다. 중요한 건 이렇게 되려면 입안에 불소가 항상 있어야 한다는 점입니다. 항상은 좀 힘들겠지만 불소와 접촉하는 시간이 길어질수록 충치를 예방하는 데 훨씬 유리하겠죠. 이

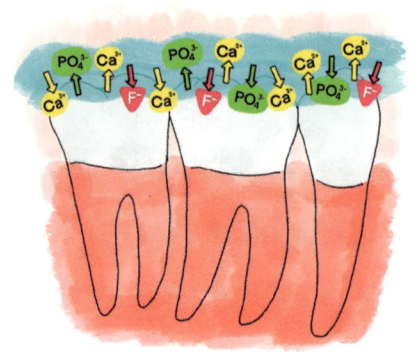

치아는 불소를 만나면 이전보다 더욱 단단한 상태가 됩니다.

것이 바로 불소 함유 치약을 써야 하는 이유이자 칫솔질 시간이 길어야 하는 이유입니다.

치아와 똑같은 칼슘과 인의 구조물을 포함하고 있는 치약도 있습니다. 화학식으로는 $Ca_{10}(PO_4)_6(OH)_2$인데 수산화인회석(하이드록시아파타이트)라고 부릅니다. 불소와 하이드록시아파타이트 둘 다 치아가 부서졌을 때 복구하도록 돕는 일을 합니다.

다만, 하이드록시아파타이트는 원래 치아와 똑같은 성분으로 복구하고, 불소는 더 단단한 구조로 복구합니다. 그렇다면 어느 쪽을 선택해야 할까요? 당연하게도 불소입니다. 더 단단하게 만들어 주는 쪽을 택하는 것이 맞죠. 탈회가 된 상태에서 그 속에 불소가 들어가면서 화학식이 바뀝니다. 불소는 벽돌이 빠진 자리에 새 벽돌을 넣는 게 아니라 벽돌 대신 대리석을 꽂는 것과 같아요. 기존에 칼슘이 빠져나간 자리에 더 단단한 물질을 채우는 겁니다. 그렇게 불소에 의해 재광화가 된 부분은 산에 닿았을 때 덜 녹는 구조로 기존의 치아보다 단단한 상태가 됩니다. 치아는 불소를 통해 완전히 다른 종류로 재광화되는 겁니다.

그래서 불소가 필요합니다. 성벽이 무너지는 순간 불소가 바로 그 자리에 있어야 해요. 그런데 성벽이 무너지는 순간을 포착할 수 없으니 불소가 최대한 입안에 오랫동안 머물게 해야 합니다. 불소치약을 사용하면 칫솔질을 하는 동안 불소가 치아에 닿아 있을 것이고, 물로 헹구지 않는다면 밤새 불소가 입안에서 보수공사를 해주는 셈입니다.

지금 이 순간도 치아에서는 칼슘이 빠져나가고 있으므로 복구를 위해 잊지 말고 불소를 발라야 한다는 게 충치 예방의 1원칙입니다. 양치를 열심히 해서 충치를 예방하자는 건 진실이 아닙니다. 충치 예방은 칫솔질보다는 식습관 조절과 불소로 하는 것입니다. 칫솔질은 치아에 불소를 바르기 위한 것이라고 생각하는 것이 좋습니다.

충치는 재광화를 돕는 불소로 예방합니다. 불소치약으로 오랜 시간 칫솔질을 하고 물로 헹구지 않는 것, 이 2가지가 충치 예방의 기본입니다.

치과의사의 치중진담

치약의 적정한 불소 농도는 어느 정도일까요?

그동안 충치가 없었거나 치과 정기검진을 받고 있지만 3~5년 동안 충치 치료를 받은 적이 없다면 충치의 위험도가 낮은 경우입니다. 이러한 경우는 900~1,100ppm정도의 불소치약을 사용하면 됩니다. 한편, 충치가 많아 그동안 꾸준히 여러 개의 충치를 치료해왔다면 위험도가 높은 경우입니다. 사실 대부분의 사람들이 여기에 해당합니다. 이 경우에는 1,500ppm 정도의 불소치약을 사용하는 것이 좋습니다. 시중에서 구매 가능한 국내 최고 불소 농도는 1,450ppm입니다.

칫솔질 후 물로 헹궈내면 불소가 많이 씻겨 나가나요?

네 그렇습니다. 씻겨 나갑니다. 칫솔질을 하는 동안 침과 섞인 치약을 뱉어낸 후 그걸로 마무리하고 물로 헹궈내지 않는 것이 좋습니다. 물론 헹구지 않고 입안에 남아 있어도 괜찮은 성분으로 된 치약을 고르는 것이 기본입니다.

불소치약을 많이 짜서 쓸수록 불소가 더 많이 도포되나요? 치약은 어느 정도 사용하는 게 좋을까요?

치약을 굳이 많이 사용할 필요는 없습니다. 적정한 치약의 양은 성인의 경우 완두콩 한 알 크기입니다. 3세 미만인 경우는 쌀알 크기만큼만 사용하면 됩니다. 이때 불소 농도 1,450ppm 정도의 치약이면 충치 예방에 필요한 불소를 충분히 공급할 수 있습니다. 불소로 인한 효과를 높이고 싶다면 양이 아니라 접촉 시간을 늘리는 것이 중요합니다.

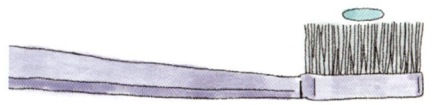

0~3세
쌀알 크기

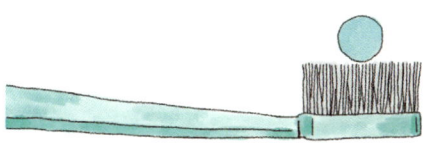

3세 이상
완두콩 크기

불소 농도 650ppm, 700ppm의 치약의 양을 2배로 늘려서 쓰면 1,450ppm 치약을 쓴 것과 같은 효과일까요?

그렇지 않습니다. 650ppm은 650ppm입니다. 소금물 두 잔을 합쳤다고 소금물이 더 짜지지 않죠. 소금이 녹아 있는 물의 양도 증가하기에 결국 소금 농도는 동일합니다. 그것과 똑같은 원리입니다. 그러니 가능하면 불소 농도가 높은 치약, 1,450ppm 치약을 써야 합니다.

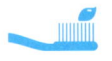

'이것' 없는 치약은 치약이 아닙니다

앞서 설명한 바와 같이 치약의 존재 이유는 딱 하나입니다. 바로 치아에 불소를 바르기 위한 것이죠. 불소를 치아에 발라 충치를 예방하는 역할, 이것이 치약의 처음이며 또 끝입니다. 치약은 비누가 아닙니다. 치아를 깨끗하게 씻어내는 도구가 아니라는 말입니다. 치약은 불소를 사용하기 쉽게 만들어놓은 충치 예방용품입니다. 그런데 요즘 불소가 들어가지 않은 치약이 많죠. 치약을 비누 같은 세정제라고 생각해서 그렇습니다. 거품이 나게 만드는 것도 그래서죠.

거품을 내는 성품 중 가장 많이 사용하는 것이 라우릴 황산 나트륨이라는 성분입니다. 줄여서 SLS(sodium lauryl sulfate)라고 합니다. 그런데 이 성분은 점막을 자극합니다. 양치를 하고 오렌지주스나 귤을 먹었는데 맛이 이상하다면 치약에 SLS가 들어 있는 겁니다. 또한 이 성분은 입을 마르게 하고, 입안이 허는, 이른바 입병이 낫는 것을 방해하기도 합니다. 그러니 입병이 자주 나거나 살아온 세월이 길어 입이 마르는 증상이 있다면 치약 안에 SLS가 포함되지 않은 치약을 선택하기 바랍니다.

무엇보다도 치약을 고를 때 생각해야 할 단 한 가지는 불소 함유와 그 농도입니다. 치약은 향수가 아닙니다. 향은 중요하지 않아요. 향만 좋은 치약으로 양치하는 건 목욕하지 않고 향수를 뿌리는 것과 같습니다. 또 화한 맛이 나는 성분은 입안의 점막을 자극합니다.

불소가 함유되어 자기 역할을 온전히 하고 있는 치약은 거품도 나지 않고 향도 강하지 않아 어찌 보면 개운한 느낌이 들지 않지만, 그게 바로 제대로 깨끗하게 닦이고 있는 겁니다. 치약은 재미없는 게 최고입니다. 소비자들이 치약은 불소를 바르는 용도라는 사실을 인식하고 그 목적에 맞게 불소 성분이 들어간 제품으로 선택한다면 기업들의 생각도 바뀔 겁니다. 이런저런 성분이 잔뜩 들어간 화려한 치약이 아니라 담백하고 심심하지만 존재 이유에 꼭 맞는 치약을 만들게 될 테니까요. 우리가 바꿔나가야죠.

열심히 일하는 불소, 오해는 이제 그만

독일에서 실제 일어났던 일입니다. 특정 마트에서 채소를 사

먹은 사람들이 식중독에 걸려 목숨을 잃었습니다. 게다가 그 채소는 유기농으로 재배한 것이었습니다. 화학비료나 농약 없이 자연적으로 건강하게 키운 것인데 왜 이런 일이 일어났을까요? 집에서 바로 수확해 흙을 털고 물에 깨끗하게 씻어 먹었다면 문제가 없었겠죠. 하지만 차에 싣고 몇 시간을 이동한 뒤 도시의 어느 슈퍼마켓, 습기가 가득하고 온도가 적당한 쇼케이스 안에 넣어두면 세균들이 자라날 수 있죠. 화학비료나 살균제를 옹호하는 게 아닙니다. 한 겹 안의 것까지 살펴야 한다는 것이죠.

유기농이니까 무조건 좋은 것, 화학비료는 큰일나는 것으로 구분할 필요는 없습니다. 모든 일은 아주 복잡해서 무 자르듯 나뉘지지 않거든요. 화학물질에 대한 과도한 공포 Chemical Phobia 가 상당히 널리 퍼져 있는 것 같습니다. 불소는 독극물이라는 주장도 그렇습니다. 농축된 불소가 위험물질인 건 분명 맞습니다. 많이 먹으면 죽을 수도 있겠죠. 하지만 모든 의약품은 유독한 화학물질의 농도를 조절해서 쓰는 것입니다. 약의 복용법이 연령(체중)에 따라 다른 것도 이런 이유죠. 아이는 한 알, 어른은 두 알 이렇게요. 제가 강의할 때 종종 하는 이야기인데, 소금이나 설탕도 많이 먹으면 독이 될 수 있습니다.

인체에는 해가 되지 않고 충치 예방에는 적합한 불소 농도를 오랜 기간의 연구를 통해 정해놓았습니다. 또, 불소는 대사를 통해 몸 바깥으로 빠져나가는 물질이에요. 일부가 치아에 붙어 재광화를 돕고 나머지는 사라지는 거죠. 불소의 충치 예방 효과는 수많은 연구에 의해 완벽하게 입증되었습니다. 그리 비싼 재료가 아니기에 불소를 사용한다고 누군가가 큰돈을 벌 수도 없고요. 치과의사들이 돈을 많이 벌고 싶다면 불소를 쓰지 말자고 해야 합니다. 그래야 이가 썩어서 환자들이 많이 찾아올 테니까요. 하지만 앞서 말한 바와 같이 치과의사의 궁극적 목표는 환자들의 건강이고 충치 예방이기 때문에 불소치약을 권하는 것입니다.

고농도 불소도포와 불소치약 중 더욱 효과적인 것은?

불소의 충치 예방 효과는 더 이상 검증할 필요가 없을 정도로 확실합니다. 불소 농도에 대해 살펴보면 적극적으로 충치 예방을 하기 위해서는 1,500ppm 적어도 1,000ppm의 농도가 되어야 유의미한 결과를 낼 수 있습니다. 불소도포, 불소양치액, 불소치약 중 매일 정해진 시간 동안 불소를 치아에 접촉시킬 수 있는 불소치약을 사용하는 게 제일 효과적입니다. 치과에서 하는 불소도포는 그 농도가 20,000ppm 정도로 매우 높습니다. 이러한 고농도 불소도포 또한 충치 예방 효과가 있고, 필요한 경우 치과의사의 처방에 따라 도포할 수 있습니다. 하지만 3개월 혹은 6개월 간격으로 고농도 불소도포를 하는 것보다 매일 불소치약을 사용하는 것이 보다 효과적입니다.

치과의사의 치중진담

죽염과 히말라야 솔트는 과연 치약을 대신할 수 있을까?

이집트 시절부터 치아 표면을 닦기 위해 다양한 연마제를 사용하였고 그중 하나가 소금이었습니다. 하지만 거칠거칠한 소금은 치아나 잇몸에 상처를 주기 때문에 절대 치아에 대고 문지르면 안 됩니다. 치약의 가장 중요한 역할은 재광화, 즉 떨어져 나간 칼슘과 인을 다시 붙여 충치를 예방하는 것이고 따라서 불소가 함유되지 않는 치약은 사용하는 의미가 없습니다. 반드시 불소가 함유된 치약을 사용해야 합니다.

2장

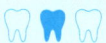

이렇게만 하면 잇몸병이 사라집니다

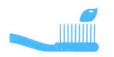

잇몸뼈를 살리는
골든 타임

치태$_{齒苔}$는 영어 플라크^{plaque}를 한자로 바꾼 단어입니다. 여기서 '태'는 이끼 태$_{苔}$ 자예요. 계곡에 놀러가면 물속의 돌에 미끄러지지 않게 조심하라고 하잖아요. 돌 위에 이끼가 껴서 미끌거리니까요. 치태, 플라크는 이빨에 낀 이끼 같은 것입니다. 요즘에는 치태, 플라크라는 말 대신 생물막, 바이오필름이라 말을 주로 사용합니다.

건조하지 않은 곳의 표면에는 그렇게 물 이끼처럼 미끄덩거리는 것들이 얇은 막을 칩니다. 닦아도 닦아도 사라지지 않는 욕실 수전의 물때를 생각하면 쉽습니다. 물때를 없애는 방법은 딱 하나입니다. 사용한 뒤에 마른 걸레로 잘 닦아 건조하게 유지하는 것이죠. 그런데 욕실에서 어디 그게 쉽나요. 아이들이 욕실에서 잘 갖고 노는 고무 오리 같은 장난감에도 이런 미끌한 때가 앉으면 잘 없어지지 않습니다. 샴푸나 린스 통 아래도 조금만 방심하면 금방 물때가 생깁니다. 입안도 다르지 않습니다. 침이 돌고 물을 마시고 음식을 먹는 습기 가득한 공간에서 치아 표면에 치태가 끼는 건 당연합니다. 치태 또한 매일 닦아도 매일 다시 생겨요.

 닦아서 없애면 다시 생기고, 다시 생기는 게 치태예요. 안타깝지만 완벽하게 제거되지 않습니다. 스케일링을 했다고 사라지지 않아요. 스케일링을 한 바로 그날, 또 생기는 게 치태예요. 그리고 이 치태가 쌓여서 굳으면 치석이 되는 거죠. 싱크대 배수구도 자주 씻어주지 않으면 미세한 음식물 찌꺼기들이 엉겨붙어 솔질로 벗겨내야 하는 것처럼 매일 생기는 치태를 그냥 두면 음식물 찌꺼기와 세균이 엉겨붙어 단단한 치석으로 남습니다.

이를 닦지 않으면 일어나는 일

 "오늘부터 이를 닦지 마십시오."
 치아 건강을 책임지는 의사가 되겠다고 공부를 시작한 학생들에게 교수가 새로운 과제를 내줬습니다. 앞으로 3주간 이를 닦지 말라는 것이었죠. 학생들은 혹시 잘못 들은 건가 싶어 웅성거렸습니다. 어느 학생이 손을 번쩍 들고 물었어요.
 "교수님! 오늘부터 이를 닦으라는 말씀이신가요?"
 "아니요, 닦지 말라는 겁니다. 이를 닦는 학생은 점수를 깎겠습니다. 절대로 닦지 마세요."

이게 맞는 건가 싶었지만 교수님이 하라고 하니 학생들은 3주간 이를 닦지 않았습니다. 슬슬 강의실에 입 냄새가 풍겨나기 시작했고 3주쯤 되니까 잇몸에서 피가 나는 학생들도 생겼어요. 학생들의 불만도 쌓여갔습니다.

"지금 잇몸 상태를 잘 관찰하세요."

교수님의 말씀에 학생들은 냄새 가득한 입을 벌리고 잇몸을 살폈습니다. 붓고 피가 나고 엉망이었죠. 드디어 3주가 지나고 교수님께서 양치금지령을 풀어주셨습니다.

"이제 이를 닦아도 좋습니다."

학생들은 그동안의 찝찝함을 전부 날려버릴 기세로 양치를 했습니다. 구석구석 위아래 잇몸까지 정성스럽게 닦았죠. 그랬더니 신기하게 붓고 피나던 잇몸이 정상으로 돌아왔습니다.

아주 오래전 이야기이고 치과대학 교과서에도 실려 있는 이야기입니다. 그때 입 냄새를 참고 견디며 3주를 지낸 학생들 덕에 우리는 중요한 사실을 알아냈습니다. 잇몸의 염증은 이를 깨끗하게 닦는 것으로 치료할 수 있다는 걸 말이죠.

3주까지의 염증은 잇몸의 염증입니다. 즉, 잇몸살 표면의 염증입니다. 처음에는 그 살이 빨갛게 붓고 곪는 거죠. 건드리면 피가 납니다. 여드름과 비슷합니다. 이마에 뽈록하게 돋아난 뾰루지가 곪다가 터지면 피가 나잖아요. 양치를 멈추면 세균이 증식하고 잇몸살에 염증이 시작되고 피가 나기도 합니다. 그런데 이때까지는 잇몸뼈에 영향이 없습니다. 즉, 3주 이내에 정신을 차리고 치아를 깨끗하게 닦으면 염증이 사라지고 원래 상태로 완전히 회복됩니다. 하지만 3주가 지나면 잇몸뼈가 녹기 시작합니다.

잇몸뼈에 문제가 생겼다는 건 최소 한 달 이상 닦지 않은 자리들이 여기저기 있었다는 말입니다. 생각해보면 끔찍하지 않나요? 하루 두 번씩 그렇게 거품을 튀기면서 열심히 닦았는데 한 달 동안 한 번도 칫솔이 닿지 않는 자리가 있다는 게 말이죠.

3주가 넘도록 관리가 되지 않은 자리, 칫솔과 치간칫솔이 한 번도 닿지 않은 바로 그 자리에 세균막이 생기고 그것이 잇몸뼈를 녹이기 시작합니다. 이때의 세균막 두께는 현미경으로 봐야 보일 정도로 미세하지만 치아 표면에 단단하게 붙어 굳어버립니다. 3주가 지나 세균막이 굳고 그 위에 굳고, 굳고, 또 굳어 우리 눈에 보일

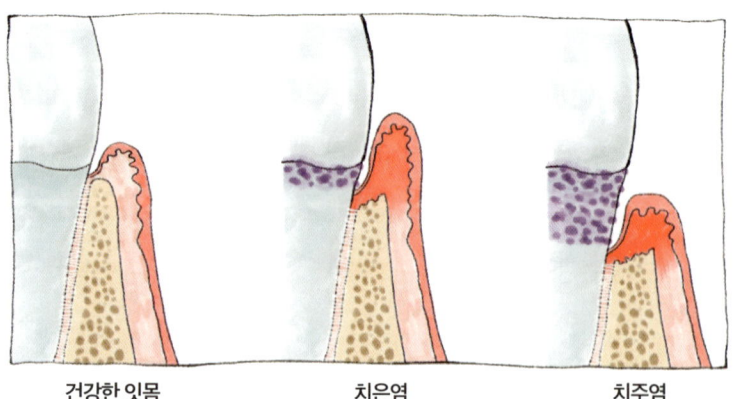

건강한 잇몸   치은염   치주염

건강한 잇몸에 염증이 생기면 치은염, 이후 내부로 염증이 진행되어 잇몸뼈가 파괴되기 시작하면 치주염이라고 합니다.

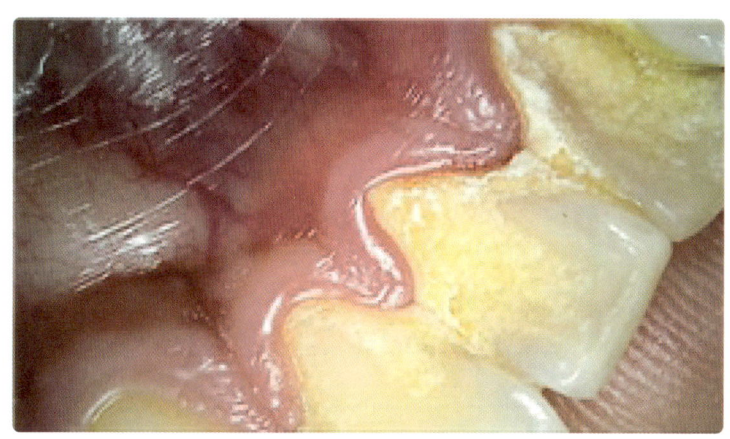

치석은 오랜기간 동안 칫솔질이 되지 않는 표면에만 생깁니다.

정도가 되면 그걸 치석齒石이라고 부르는 거죠.

이처럼 치석은 몇 달 동안 한 번도 칫솔이 닿지 않았던 자리에 쌓입니다. 치석이 생겼다는 것은 염증이 생겨 잇몸뼈가 없어졌다는 증거입니다. 흔히들 치석이 생긴 후에 잇몸뼈가 공격을 받는다고 생각하는데 그게 아니라 치석이 생기는 과정에서 잇몸뼈가 사라지는 것입니다. 치석은 질병의 원인이 아닌 결과입니다.

인생에서 사라져야 할 스케일링

저는 스케일링(치석제거술)이 우리 인생에서 사라져야 할 것들 중 하나라고 말합니다. 그런데 여전히 많은 사람들이 스케일링을 해야 치석을 제거하고 잇몸도, 치아도 건강해진다고 오해합니다. 스케일링 시술을 매년 정기적으로 혹은 1년에 두 번씩 받는 분들이 많고요. 그러나 실제로 치석은 그저 굳어버린 돌덩어리에 불과합니다. 치석은 음식물 찌꺼기와 죽은 세균, 세균의 부산물 등이 엉겨서 돌처럼 굳은 것이지 살아 있는 세균 덩어리가 아닙니다. 치석이 잇몸뼈를 녹이는 게 아니라 치석이 그렇게 자리 잡도록 세균들이 오랫동안 그 자리에 머물러 있었기 때문에 잇몸뼈가 녹아 없어진 것입니다.

물론 스케일링은 이미 쌓인 치석을 제거하는 데 도움이 됩니다. 병원성은 없지만 시멘트처럼 단단한 게 이에 붙어 있으니 잇몸에 기계적 자극을 주기도 합니다. 또한 치석의 거친 면 자체가 세균들이 모이기 좋은 환경이기 때문에 제거해야 하는 게 맞습니다.

그런데 스케일링을 받는 것은 치과의사에게 대청소를 부탁하는 것과 같습니다. 새로 이사 갈 집에 청소업체를 불러 깨끗하게 청소를 하듯, 치과의사에게 치아 구석구석을 깨끗하게 청소해달라고 부탁하는 것이죠. 그런데 청소업체가 한 번 다녀갔다고 해서 이후에 청소를 전혀 하지 않아도 되는 것이 아니지요. 매일 쓸고 닦고 계속해서 청소해야 하죠. 치아 관리도 마찬가지입니다. 다시 치과의사에게 대청소, 즉 스케일링을 부탁하지 않아도 되도록 올바른 칫솔질로 매일 관리해야 합니다.

오래간만에 치과에 와서 그동안 한 번도 닦지 않은 자리에 생겨난 치석을 깨끗하게 떼어냅니다. 아마 스케일링을 한 그 달은 큰 문제가 없을 겁니다. 잘 안 닦아도 잇몸살의 염증 정도만 생기고 말 거예요. 그런데 다음 달부터는 다시 잇몸뼈가 녹기 시작합니다. 치석이 굳어지고 점점 커집니다. 그렇게 6개월을 보내고 다시 스케일링을 받습니다. 이렇게 1년에 두 번 스케일링을 받는다면 1년 중 두 달을 제외한 나머지 10개월 동안은 잇몸뼈가 녹고 있다는 말과 같습니다. 청소하고, 다시 잇몸이 녹으며 치석이 붙고, 청소하고 다시 잇몸이 녹아내리며 치석이 붙고 잇몸이 녹아내리는 과정의 반복입니다.

그러니 이런 스케일링은 지금 바로 우리 인생에서 없어져야 합니다. 염증 상태의 잇몸으로 치석을 쌓아두었다가 숙제하듯 스케일링을 하러 갈 게 아니라 내가 이를 잘 닦고 있는지, 행여 잘 안 닦여서 치석이 쌓이는 곳은 없는지 확인하는 목적으로 치과에 자주 방문하는 편이 낫습니다. 그렇게 이를 잘 닦고 있고 아무 문제 없음이 확인되면 염증 없는 잇몸이 될 테고 굳이 스케일링을 받지 않아도 건강한 치아와 잇몸을 유지할 수 있습니다.

세균이 잇몸을 무너트리는 과정

이처럼 잇몸질환의 원인은 치석이 아닌 세균입니다. 이제 이 세균이 잇몸에서 어떤 작용을 하는지 보다 상세하게 살펴보겠습니다. 우리 입안에는 800~1,000종 정도의 세균이 살고 있습니다. 그 수는 200억~1,000억 마리 정도로 셀 수도 없고 셀 이유도 없을 정도로 어마어마하게 많습니다. 그런데 단순히 세균의 수가 많다고 해서 잇몸병이 생기는 건 아닙니다.

놀라운 것은 이 수많은 세균들이 서로 의사소통을 한다는 사실입니다. 공기를 싫어하는 세균은 잇몸 아래로 내려가고 공기를 좋아하는 세균은 잇몸 위로 올라가고요. 각자 라이프 스타일에 맞는 조망권을 차지하면서, 비유하자면 아파트를 짓고 삽니다. 아파트나 단지를 만들 듯 세균들이 무리를 짓는 것을 사회화·조직화라고 하는데, 이렇게 되면 이제 세균들이 쓰레기를 내놓거나 재활용품 교환도 시작합니다. 아파트마다 재활용 쓰레기장이 있고, 중고

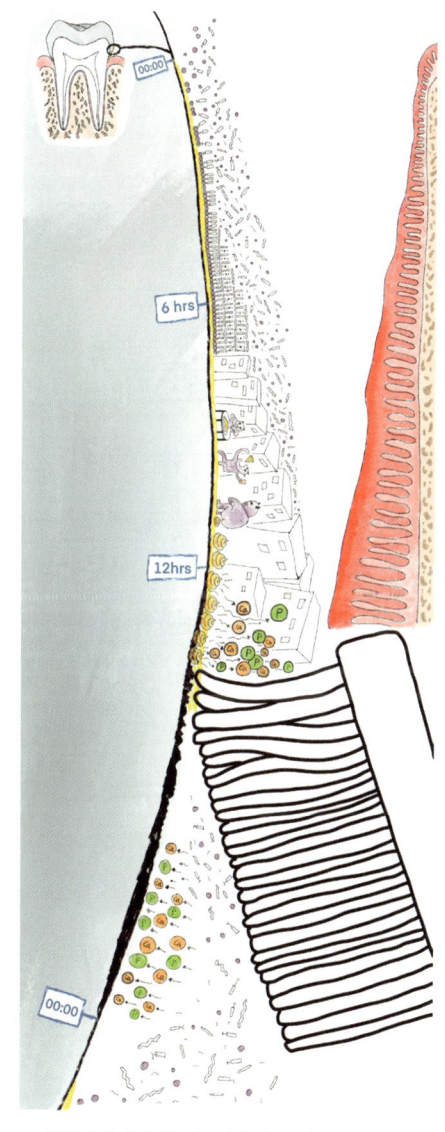

칫솔질은 음식물 찌꺼기를 빼는 행위가 아닙니다.
조직화된 세균의 사회를 흩트리고 무너트리는 것이 바로 칫솔질입니다.

2장 이렇게만 하면 잇몸병이 사라집니다

마켓에 쓰지 않는 걸 내놓아 교환하는 것처럼요. 즉, 서로 노폐물을 내보내고 영양분을 교환하는 시스템을 만드는 거죠.

800~1,000종의 세균이 이렇게 아파트 단지를 만들 듯 조직화하면 그때부터 잇몸을 망가뜨리는 병원성 물질이 나옵니다. 세균 수가 아무리 많아도 오합지졸로 조직화가 되지 않았을 때는 병원성 물질을 만들지 못합니다.

그러니 우리가 세균들이 조직화하지 못하도록 할 수 있는 방법은 매일 이 세균 아파트를 허무는 겁니다. 칫솔질을 해서 세균들을 흐트러뜨리고 훼방 놓는 거예요. 그러니까 칫솔질의 역할은 엄밀하게 이야기해서 세균을 제거해서 깨끗하게 만드는 것이 목표가 아니라 세균의 조직화를 막는 겁니다. 이걸 적어도 12시간에 한 번씩은 해야 합니다. 12시간에 한 번씩 아파트를 무너뜨리는 거죠. 세균 세상에 재앙을 내리는 거예요. 그러지 않으면 세균이 우리 잇몸을 무너뜨릴 테니까요.

이제 칫솔질 어떻게 해야 세균의 조직화를 효과적으로 막을 수 있는지 그 방법을 이야기하려고 합니다. 만약 이걸 잘 알지 못하고 그냥 습관대로 양치질을 한다면, 그 칫솔질은 잘못된 시험범위를 공부하는 것과 같습니다. 시험범위를 잘못 알고 공부하면 열심히 해도 성적이 나오지 않는 불행한 결과를 초래하죠. 잇몸과 치아의 어느 부분을 공략해야 하는지, 올바른 시험범위를 알고, 어떤 치약으로, 어떤 칫솔로, 어떤 방법으로 칫솔질을 해야 세균들의 조직화를 제대로 막을 수 있는지 알아봅시다.

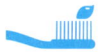

주의!
충치 다발 지점!

칫솔질을 평생 한 번도 안 해도 썩지 않는 부분이 있습니다. 치아의 바깥이나 안쪽 면 즉, 우리가 가장 열심히 문질러 닦는 평평하고 맨질맨질하게 튀어나온 곳, 혀로 치아를 문지르면 닿는 바로 그 부분이죠. 그 부분은 썩지 않습니다. 왜냐하면 일상생활에서, 음식을 먹거나 말하면서 저절로 닦이거든요. 사과를 씹으면서 닦이고, 깍두기를 씹으면서 닦입니다. 말하는 동안 입술과 혀가 왔다 갔다 하면서 닦아줘요. 특별한 이유가 있어서가 아니라 칫솔질을 하지 않아도 지속적으로 이물질이 닦이는 위치이고 구조라 그런 겁니다. 한편, 유난히 충치가 잘 발생하는 지점이 있습니다. 어금니의 씹는 면을 제외하고 가장 썩기 쉬운 부분은 치아와 치아가 만나는 곳입니다. 어금니와 어금니가 맞닿은 면에는 음침한 뒷골목에

쉽게 쓰레기가 쌓이듯 세균이 번식합니다.

어렸을 때 여기저기 충치 치료를 받았는데 한동안 잊고 살다가 나이가 좀 들어 치과에 가면 치아와 치아가 닿는 면이 썩었다는 이야기를 종종 듣습니다. 어디가 썩었는지 보이지도 않는데 이빨이 아파 병원에 가니 썩었다고 해요. 씹는 면은 그래도 쉽게 확인이 되니까 병원에 빨리 찾아가는데 이와 이 사이는 보이지 않으니 한참 썩은 후에 증상이 있어야 병원에 갑니다. 치아와 치아가 맞닿는 양쪽 면에는 기본적으로 충치가 있다고 생각해야 합니다. 현미경으로 봐야 보일 정도부터, 엑스레이에는 나오지만 심하지 않은 정도, 파내야 할 정도까지 다양한 상태로 충치가 존재하고 있는 것이죠.

나이가 들어감에 따라 충치가 생기는 또 다른 부위는 레진이나 금 등의 수복물 주변입니다. 아무리 잘 때워놓아도 치아와 금 등의 수복물이 만나는 경계면에는 세균이 들어갈 가능성이 큽니다. 우리 눈에 보이진 않지만 수복물 테두리 주변은 세균들이 모여 살기 좋은 구석지고 어두운 홈이 있는 것이죠. 세균이 모이면 무슨 일을 할까요? 바로 치아의 표면을 녹입니다. 칼슘이 녹아 나오는 것이죠. 세균이 많아져서 자꾸 치아를 더 녹이다 보면 금은 그대로인데 내 치아가 조금씩 부서져 나가면서 금과 치아 사이에 구멍이 뚫립니다. 그렇게 금이나 레진과 치아의 경계면을 타고 들어간 세균이 치아를 계속 망가뜨리는 거죠. 지붕은 레진이나 금으로 덮여 있지만, 세균은 신나게 아래로 아래로 내려가 신경까지 건드리고 극심한 통증까지 유발해 치과를 찾게 됩니다.

일단 눈에 보이지 않는 곳에서 지금 이 순간에도 우리 입안 곳곳에서는 세균이 살아 움직이고 있고 충치가 진행되고 있다고 생각해야 합니다. 충치와 잇몸질환, 이 2가지를 모두 예방할 수 있는 도구가 바로 치간칫솔입니다. 그래서 저는 칫솔보다 치간칫솔이 더 중요하다고 말합니다. 그럴 경우는 별로 없겠지만, 만약 너무 바빠서 둘 중 하나만 써야 한다면 치간칫솔이지 칫솔이 아닙니다. 그런데 대부분 반대로 하고 있습니다. 바뀌어야 합니다.

잇몸질환의 시작도 치아와 치아 사이입니다. 거기서부터 염증이 시작돼 잇몸뼈가 없어지기 시작하죠. 관리 대상 1순위인 겁니다. 하루 세 번 칫솔질을 열심히 해서 치아 표면에 불소치약을 발라 손상된 부위를 복구하고, 치아와 치아 사이, 보이지 않는 곳은 그 공간에 알맞은 크기의 치간칫솔을 선택해 열심히 청소해줘야 합니다. 숨어 있는 세균을 찾아내 괴롭혀 몰아내겠다는 마음으로 매일 예방합시다. 건강한 치아는 매일의 예방으로 가능해집니다.

잇몸뼈가 3분의 1밖에 남지 않은 30대 초반의 여성 환자가 치과에 방문했습니다. 그 연령대에 그렇게 심하게 잇몸뼈가 녹는 일은 흔한 경우가 아닌데 매우 심각한 상황이었죠. 치과대학병원을 여러 곳 다녔고 여러 치료를 받았지만 호전되지 않았다고 합니다. 잇몸질환 중 아주 공격적으로 잇몸뼈를 파괴하는 세균에 의해 빠르게 진행되는 잇몸질환이 있는데, 대학병원에서 항생제 등을 사용해 열심히 치료했다고 합니다. 하지만 잇몸뼈가 녹아 없어지는 것이 멈추지 않았습니다.

초진 검사를 자세하게 하고 난 후 제가 이렇게 이야기했습니다.

"좋아지지 않을 가능성이 크고 이미 대학병원에서 해볼 수 있는 것은 다 해보았으니 제 말을 이해하리라 생각합니다. 그런데 입안을 보니 아직 칫솔질이 온전치 않아요. 이 말은 세균들을 조절해볼 여지가 아직 남아 있다는 의미입니다. 마음을 다잡고 한번 해봅시다. 치아가 남들보다 일찍 빠지는 것을 막을 수 없을지는 모르지만 그날을 조금이라도 뒤로 미뤄볼 수 있어요."

그렇게 그날부터 칫솔질을 가르쳤고 환자는 정말 열심히 따라왔습니다. 이후 놀랍게도 잇몸뼈가 내려가는 게 멈췄고 그 환자는 인생의 큰 고비를 넘겼다면서 걱정 없이 유학을 떠났습니다. 지금 병원에는 그 환자와 같은 질환을 가지고 있는 동생이 다니고 있는데, 그분 역시 잇몸뼈 높이를 이전과 같이 유지하고 있습니다.

병에는 항상 원인이 있습니다. 간혹 완치가 어려운 혹은 불가능한 질병도 있죠. 하지만 우리가 할 수 있는 최선은 다해봐야 합니다. 그것은 바로 입안의 세균을 완벽하게 조절해보자는 마음과 실천, 칫솔질과 치간칫솔의 사용입니다. 이 습관을 계속 가져간다면 남은 뼈를 잘 지켜내면서 평생 자신의 치아로 살아갈 수 있을지도 모릅니다. 그러니 포기하지 말고 일단 닦아보세요. 당장 오늘부터요.

마취가 필요한 잇몸치료

치석은 크게 2가지로 나뉩니다. 하나는 치은연상치석, 또 하나는 치은연하치석입니다. 딱 봐도 뭔가 위와 아래를 구분해놓은 것 같죠. 치은연상치석은 잇몸 위에 보이는 치석을 말합니다. 치은연하치석은 잇몸 속에 있는 치석을 말하죠. 웬만한 치석들은 치료용 도구를 쓰더라도 아프지 않게 잘 제거해낼 수 있는데 치은연하치석 중에도 뿌리 안쪽 저 깊은 곳까지 들어가 있는 것들은 기구를 넣으면 아플 수 있죠. 그래서 잇몸에 마취를 합니다. 그렇게 잇몸 마취를 하고 지저분한 이물질을 청소하는 일, 이걸 보통 잇몸치료라고 부릅니다.

잇몸치료는 결국 깊은 스케일링인데, 경우에 따라 조금 복잡해지기도 합니다. 뿌리 옆에 붙은 치석을 떼어내는 일이 기본이지만, 오랫동안 이물질이 붙어 있던 치아의 뿌리 부분은 조직 자체가 오염되어 있기도 합니다. 이러한 경우는 오염된 치아뿌리의 표면도 조금 긁어내야 할 수 있습니다. 뿌리에 붙은 걸 긁는 건 인체 조직의 일부를 제거하는 일입니다. 스케일링과는 조금 다른 처치죠. 공식적인 명칭은 치근활택술입니다. 치아뿌리를 활택滑澤하게 만드는 것, 즉 오염조직을 제거해 매끈하게 연마한다는 의미입니다. 또 이물질과 닿아 있었던 잇몸살에 염증이 심한 경우도 있어서, 그러한 경우에는 잇몸 안쪽의 일부를 제거해야 할 수도 있죠. 그럴 때도 물론 마취를 해야 하고요. 이렇게 마취를 하고 깊은 곳까지 깨끗하게 염증을 제거하는 일은 보통 부위를 나눠 진행합니다. 그래서 잇몸치료는 여러 번 치과에 가야 합니다.

상황에 따라 잇몸치료를 서둘러야 할 때도 있지만, 대부분의 경우 칫솔질부터 제대로 잘 해서 바깥쪽의 염증을 줄여주는 게 가장 먼저 해야 할 일입니다. 마찬가지로 잇몸치료를 했다고 모든 게 다 해결되지 않습니다. 습관을 바꾸지 않으면 다시 세균이 쌓이니까요. 먼저 바깥의 환경을 깨끗하게 해놓고 안쪽을 정리하는 게 바람직한 순서입니다.

그러니 스케일링과 잇몸치료, 나아가 임플란트보다 앞서 챙겨야 하는 중요한 점은 올바른 치아 관리 습관과 제대로 된 칫솔질입니다. 사실 의사 입장에서는 전자를 먼저 택하기가 쉽습니다. 환자를 가르쳐 오랫동안의 습관을 바꾸는 일은 어렵고, 당장 효과를 보는 것도 쉽지 않으며, 무엇보다도 치료 비용을 받기 어렵습니다(돈만 생각한다고 의사를 비난할 수도 있겠지만 치과의사도 월세를 내고 직원들 월급도 줘야 하는 개인사업자이자 자영업자니까요).

어느 어르신 환자분에게 한참 동안 칫솔질하는 법과 관리법을 설명했습니다. 치과에는 1시간 정도 계셨습니다. 치료비가 4,700원이라고 하니까 0이 하나 빠진 게 아니냐고 깜짝 놀라시더군요. 지금 이 자리에서 사회구조적 문제까지 언급하기는 힘들지만 아무튼 여러 가지 문제점들이 예방의학 문화가 발전하는 것을 더디게 만들고 있습니다. 치과의사도 환자도 함께 고민하고 풀어나가야 할 문제라고 생각합니다.

치과의사의 치중진담

스케일링을 받으면 치아가 깎여나가지 않나요?

치과의사들이 사용하는 스케일러에는 두 종류가 있습니다. 하나는 날카로운 날을 가진 금속도구로 치아 표면의 이물질인 치석을 긁어서 제거하는 것입니다. 두 번째는 전동기구로 금속도구의 끝부분에 진동을 주고 그 진동의 힘으로 치석을 툭툭 쳐서 떨어뜨리는 것입니다. 의료용 도구를 포함해 모든 도구는 잘 쓰면 아무런 문제가 생기지 않습니다. 하지만 잘못 쓰면 문제가 생길 수도 있겠죠. 스케일링으로 이가 상하는 건 아닌지 걱정하는 분들이 있습니다. 단단하게 붙은 치석을 떼내는 과정에서 치아 손상이 불가피한 게 아니냐고 많은 사람들이 우려합니다. 결론부터 말하자면 스케일링으로 이가 상하지 않습니다. 하지만 100%의 안전성을 보장할 수 없습니다. 도구를 어떻게 사용하느냐에 따라 달라질 수 있는 것이니까요. 스케일링은 힘으로 하는 것이 아닙니다. 환자의 입안을 스케일링할 때 사용하는 힘은 생각보다 매우 약합니다. 과도한 힘과 잘못된 각도로 스케일러를 사용한다면 치아가 손상될 가능성이 물론 있습니다. 엄청나게 단단한 치아머리 부분의 법랑질에 비해 치아의 뿌리 부분은 더욱 조심해야 합니다. 따라서 스케일링은 비교적 안전한 술식이지만, 누가, 어떤 각도와 강도로 하느냐에 따라 치아에 손상을 줄 수도 있으며 절대로 치아가 깎이지 않는다고 장담할 수 없다는 사실을 염두에 두어야 합니다.

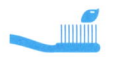

칫솔질도 장비빨, 최고의 칫솔 고르기

요즘 다양한 종류의 청소도구가 나옵니다. 그런데 그 모든 도구들이 모두 효과적이라고 할 수 있을까요? 좋은 도구 한두 개 정도만 잘 갖추면 충분하고 그보다는 매일 쓸고 닦는 습관, 구석구석 잘 살펴보는 눈썰미가 더욱 중요합니다. 그래도 좋은 도구는 청소의 효율을 분명히 올려주기에 여기에서는 좋은 칫솔의 선택 방법에 대해 자세히 설명하고자 합니다.

앞서 치아 표면의 세균이 사회화·조직화된 것이 치과 질환의 원인이라고 이야기했습니다. 세균들의 집합은 음침한 곳, 즉 치아와 치아 사이 그리고 치은열구^{gingival}

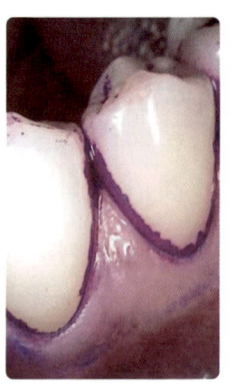

치아의 보라색 부분은 치면착색제로 닦이지 않은 세균막을 염색해 보여줍니다.

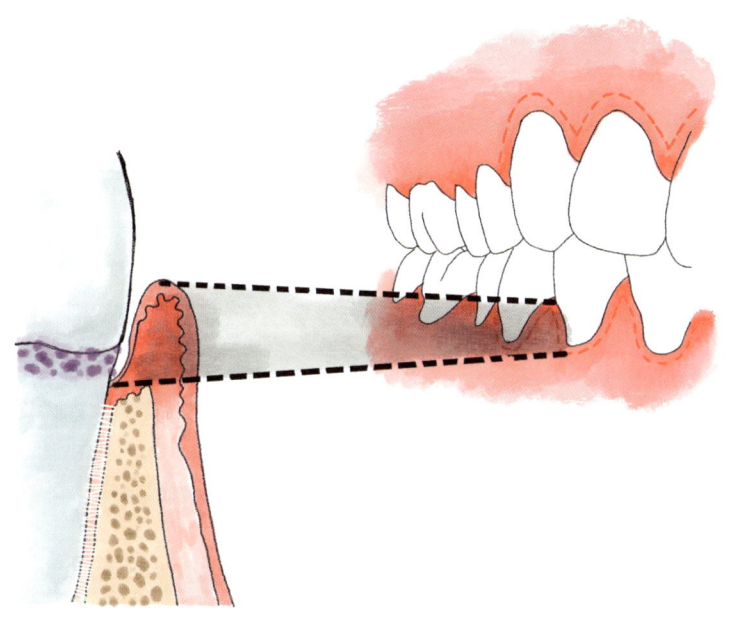

세균은 치아와 치아 사이, 치아와 잇몸 사이의 치은열구에 주로 자리 잡습니다.

sulcus라 부르는 치아와 잇몸이 만나는 경계부와 같은 어둡고 손이 잘 닿지 않는 곳에 자리 잡습니다. 세균이 득실대는 이 음침한 곳들을 매일 쓸고 닦아줘야 합니다. 이때 치아와 치아 사이를 닦을 때는 치간칫솔을, 치아와 잇몸의 경계 부위는 칫솔을 사용합니다.

미세모가 잇몸에 좋지 않은 이유

"칫솔질은 치아를 깨끗하게 닦는 것이다"라는 말은 잘못되었습니다. 치아와 잇몸의 경계 부위 즉, 잇몸살을 닦는 것이 칫솔질입니다. 지금 평소에 쓰는 칫솔을 가져와 당장 해보세요. 우리가 닦아야 할 곳은 잇몸과 치아가 만나는 바로 그곳입니다. 우선 칫솔을 잇몸을 향하도록 잡고 45도 정도 잇몸 쪽으로 기울입니다. 이제 그 경계부의 잇몸살을 닦아봅니다.

어떤가요? 아픈가요? 뾰족한 칫솔모가 잇몸을 찔러 따끔따끔한가요? 그렇다면 그 칫솔은 청소용으로 재활용하고 새 칫솔을 사와야 합니다. 일단 칫솔모의 끝부분이 뾰족한, 이른바 미세모는 잇몸에 닿으면 아픕니다. 그림처럼 칫솔모 끝부분이 뾰족한 이쑤시개 모양인 것을 미세모라고 하는데 이 뾰족한 미세모는 실제로 잇몸을 손상시킬 수 있으며 잇몸에 닿으면 아프기 때문에 제대로 된 칫솔질을 할 수 없습니다. 그동안 잇몸질환이 생기게 된 가장 큰 원흉이죠. 잇몸에 닿으면 아프니까 닦아야 할 부위를 피하게 만드는 것이 바로 미세모입니다.

또한 미세모는 끝부분이 뾰족하기 때문에 치아 면에 제대로 닿지 않습니다. 세균막 조절을 잘 하려면 칫솔이 치아에 밀착되는 것이 가장 중요한데 미세모는 끝부분이 뾰족해서 접촉 면적이 점과 같이 아주 작아 거의 없다시피 합니다. 효율성이 많이 떨어지죠. 그런 칫솔은 이쑤시개가 많이 꽂혀 있는 것이나 마찬가지입니다. 치아 사이의 고춧가루 같은 것들을 빼낼 수는 있지만 치아 표면에 달라붙어 있는 세균막을 조절해주지는 못하기 때문입니다.

그러니 칫솔을 고를 때 생각할 첫 번째 기준은 일단 접촉 면

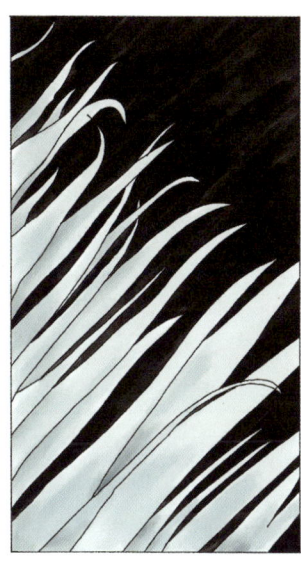

미세모는 끝부분이 뾰족하기 때문에 치아 면에 제대로 닿지 않습니다.

적입니다, 칫솔모 끝부분이 뾰족해서는 안 되고, 일정 면적을 갖고 있어야 합니다. 즉, 칫솔모 끝부분이 평평해야 합니다. 또한 이때 접촉 면적이 넓으려면 칫솔모의 수가 많아야 하는데, 칫솔의 머리 부분에 칫솔모가 많이 들어가 있으려면 얇고 부드러운 칫솔모가 빽빽하게 심어져 있어야 하죠. 칫솔모의 개수에 비례해 세균막에 대한 접촉면도 넓어질 테니까요.

  이제 정리해볼까요? **칫솔모의 끝은 뾰족한 게 아닌 평평한 모양이어야 하고, 직경이 얇고(0.1mm 정도) 부드러운 칫솔모가 빽빽하게 많이(5,000~6,000개 정도) 심어져 있는 칫솔**이 잇몸살을 닦기에, 세균막을 조절하기에 적합한 칫솔입니다. 그리고 칫솔머리의

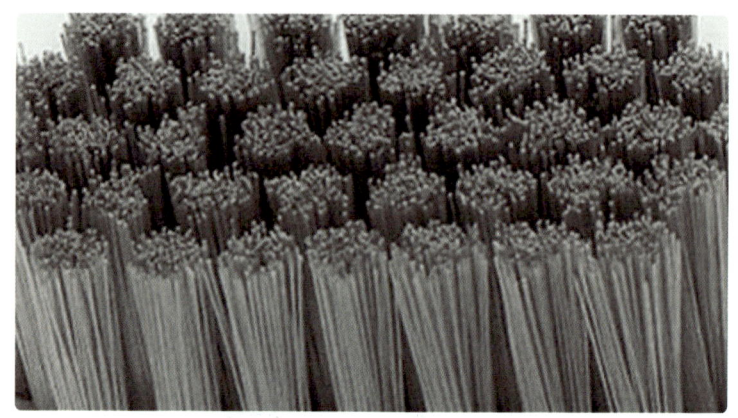

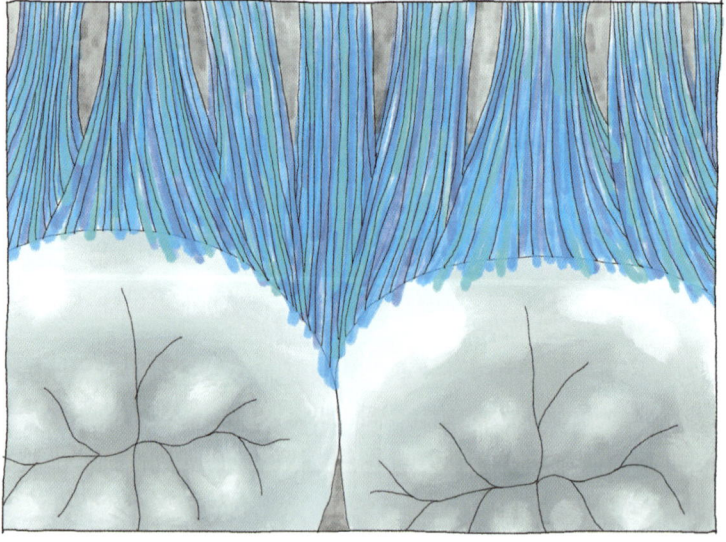

부드러운 칫솔모가 빽빽하게 심어져 있는 칫솔은 치아에 잘 밀착되어 세균막 조절 효과가 더욱 좋습니다.

크기는 작은 것이 좋습니다. 칫솔질은 아주 정교하고 세밀하게 세균막을 조절하는 작업입니다. 손에 큰 걸레를 들고 문지르는 것과 손가락 두 개에 천을 감아 닦는 것, 어느 쪽이 꼼꼼하게 닦일까요? 당연히 칫솔머리가 작을수록 꼼꼼하게 닦을 수 있어 좋습니다. 그러니 칫솔의 머리 부분은 작은 것을 골라야 합니다. 이 기준으로 양치질하기 좋은 도구를 선택해보세요.

치과의사의 치중진담

칫솔 교체 시기는 어느 정도가 적당할까요?

칫솔은 끝부분이 정말 조금 벌어져도 바꿔야 합니다. 꽃이 피듯 완전히 벌어질 때까지 사용하면 안 됩니다. 만약 3개월 이내에 칫솔모가 벌어진다면 힘주어 문질렀다는 의미입니다. 칫솔질을 잘못하고 있는 겁니다. 제 환자들 중 1년에 한 번 정기검진 오는 분들이 있습니다. 1년 만에 치과에 온 것이지만 입안에는 치과의사가 할 일이 정말 아무것도 없을 정도로 거의 완벽하게 칫솔질을 하는 분들이죠. 이분들이 가장 자주 물어보는 질문은 다음과 같습니다. "이 칫솔 쓴 지 6개월이 지났는데 모양이 그대로예요. 계속 써도 되나요?" 모양에 변형이 없으니 아주 제대로 잘 닦고 있는 거죠. 올바른 방법으로 칫솔질을 한다면 칫솔의 원래 모양 그대로 오래 사용할 수 있습니다.

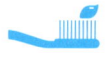 ## 수드 SOOD 테크닉:
부드럽게, 입 벌리고,
하나씩, 깊숙이

이제 본격적으로 칫솔질을 하는 법에 대해 이야기해봅시다. 수드 SOOD 테크닉이라 이름 붙인 이 방법은 다음의 4가지 원칙을 따릅니다.

Soft: 부드럽게

첫 번째 원칙은 '소프트 soft', '부드럽게'입니다. 칫솔질을 부드럽게 하려면 가장 중요한 것이 칫솔 잡는 법입니다. 칫솔을 잡을 때는 절대로 움켜쥐지 말고 연필을 잡듯이 잡아야 합니다. 무언가를 움켜쥐는 것은 망치처럼 강하고 거칠게 힘을 주어야 하는 도구를 사용할 때에 쓰는 방식입니다. 섬세하고 세밀하게 움직이거나 힘을 약하게 들여야 할 때는 '펜그립법'이라고 해서 연필을 쥐듯 잡아야 합니다. 의사가 메스 등의 수술도구를 잡을 때 바로 이 펜그립법으로 쥡니다. 어릴 적 처음으로 연필 쥐는 연습 하던 때를 떠올려보세요. 엄지와 검지로 연필을 잡고 가운뎃손가락으로 밑을 받쳐주었죠. 세 점에서 접촉해 도구를 쥐기 때문에 안정성이 있고 또한 정교하고 섬세한 일을 하기 좋습니다. 따라서 칫솔을 쥐기에도 아주 좋은 방법입니다.

연필 잡는 연습을 하듯 칫솔 잡는 연습부터 시작해봅니다. 처음 글씨 쓰기를 배울 때 너무 힘을 줘서 공책이 찢어지기도 하고 선이 마음대로 그어지지 않기도 하죠. 마찬가지로 처음에는 펜그립법으로 칫솔을 쥐는 것 자체가 낯설고 어색할 수도 있고, 이 상태로 칫솔을 움직이는 것이 편하지 않을 수 있습니다. 처음에만 그렇습니다. 지속적으로 연습해서 일주일 정도 지나면 숙달이 됩니다. 글씨 쓰기 연습을 할 때에도 처음에는 연필 잡는 것도 어색하다가 언제부터인가 손가락에 힘이 빠지면서 쓱쓱 써지기 시작합니다. 칫솔도 바로 그렇게 쥐어야 합니다. 글씨가 쓱쓱 써질 정도의 힘으로 칫솔을 가볍게 잡습니다.

그러니 칫솔을 고를 때에는 칫솔대 손잡이가 연필처럼 육각

SOOD 테크닉 :
부드럽게

형이나 팔각형으로 된 것, 연필이나 볼펜처럼 잡기 좋게 된 것을 골라야 합니다. 엄지로 칫솔대를 힘껏 누를 수 있게 고무가 덧대진 제품이 많은데, 칫솔질을 할 때에는 그렇게 힘을 줄 필요가 없기에 결코 좋은 디자인이라고 할 수 없습니다. 연필을 너무 세게 쥐고 글을 쓰면 종이가 찢어지듯이 치아도 힘 주어 닦으면 칫솔모가 벌어지고 잇몸만 상할 뿐입니다.

Open: 입을 벌리고

두 번째 원칙은 '오픈open', '입을 벌리고'입니다. 입을 벌리는 이유는 입안을 보기 위해서입니다. 청소를 하든 설거지를 하든 닦으려는 곳을 잘 봐야 깨끗하게 만들 수 있습니다. 그런데 대부분 치약 거품을 흘리지 않으려고 입을 꼭 다문 채 칫솔로 대강 여기저기 왔다 갔다 문지르곤 합니다. 이제 입을 벌리고 입안을 보면서 양치해보세요. 지금 내 칫솔이 닦고 있는 치아를 직접 봐야 합니다. 그러려면 입을 크게 벌려야 합니다. 입을 벌리면 거품과 침이 질질 흐르는데 그게 맞습니다. 자연스러운 거예요. 입을 꼭 다물고 칫솔만 이리저리 움직이면 제대로 닦을 수 없어요. 차마 밖에서는 못 하겠다면 아침저녁, 집에서 혼자 이를 닦을 때만이라도 입을 크게 벌리고 칫솔이 치아에 닿는 것을 보면서 닦아봅니다.

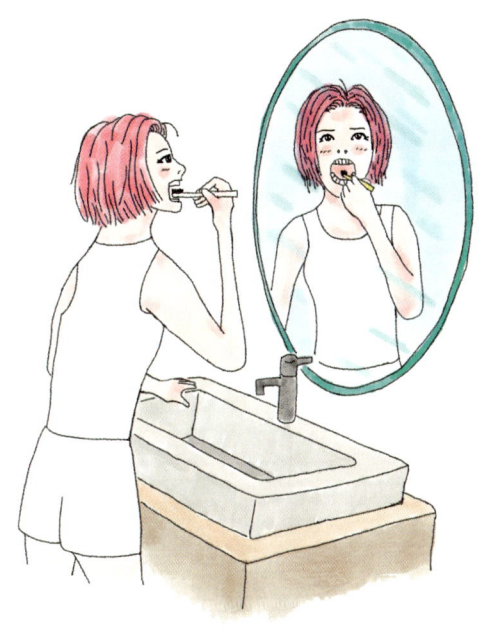

One by One: 하나씩

세 번째 원칙은 '원 바이 원 one by one', '하나씩'입니다. 입속에서 이쪽 한번 열심히 문지르고 다시 반대쪽으로 갔다가 또 열심히 문지르고 또다시 이쪽으로… 이렇게 왔다 갔다 여러 번 오가며 문지르는 것이 대부분의 칫솔질입니다. 그런데, 생각해보세요. 밥공기 10개를 설거지한다고 하면 그릇 10개를 늘어놓고 여기 문지르고 저기 문지르는 식으로 하지 않을 것입니다. 그릇 하나를 꼼꼼하게 잘 닦아서 엎어놓고 또 다음 그릇을 들고 완전히 닦는 방식이 더욱 효율적입니다. 밥공기를 하나씩 깨끗하게 닦아나가듯 치아도 하나씩 닦는 겁니다. 막 칫솔질을 마치고 난 치아 하나는 다 닦아서 엎어놓은 밥공기 같아야 합니다. 한 번 닦고 나면 칫솔이 그 치아로 다시 돌아갈 필요가 없도록 한 번에 제대로 닦는 겁니다. 그렇게 치아를 빠짐없이 하나씩 차근차근 닦습니다.

그러려면 칫솔질하는 순서를 정해놓는 것이 편하겠죠. 왼쪽 아래 맨 뒤의 어금니부터 시작해봅니다. 이 어금니 하나를

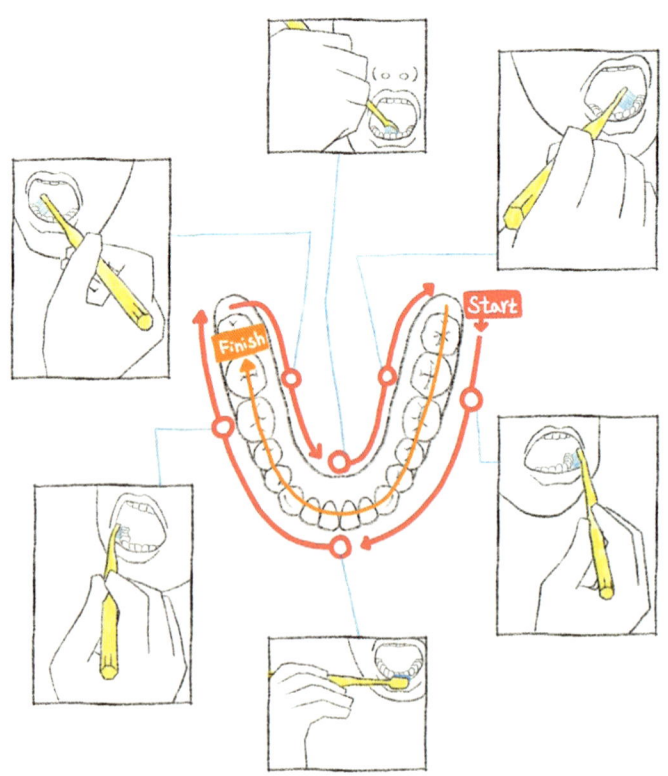

20~30번 정도, 아주 작은 동그라미를 그리듯, 부드럽게 닦습니다. 다 마쳤다면 칫솔을 치아에서 떼어냅니다. 바로 옆 치아로 이동합니다. 반드시 칫솔을 치아에서 떼어낸 후 다음 치아로 움직여가야 합니다. 칫솔 위치를 잡았다면 한 치아당 20~30번씩 작은 원을 그리듯이 부드럽게 닦습니다. 모든 치아를 이렇게 하나씩 닦아줍니다.

Deeper: 깊숙이

네 번째 원칙은 '디퍼deeper', 칫솔을 잇몸 쪽으로 이전보다 더 '깊숙이' 넣는 것입니다. 앞서 잇몸질환을 예방하려면 치아와 잇몸의 경계부 그리고 치아와 치아 사이를 잘 닦아야 한다고 했는데요. 따라서 칫솔질을 할 때에는 치아가 아닌 치아와 잇몸을 닦는다고 생각하고, 칫솔모가 잇몸을 향하게 45도 정

SOOD 테크닉: 깊숙이

도 잇몸 쪽으로 기울여 깊숙이 넣습니다. 그러면 치아와 칫솔모가 잇몸 경계부에 딱 붙으면서, 이전보다 더 깊숙한 위치에 칫솔이 닿게 되는 것을 확인할 수 있습니다.

그다음에는 치아와 치아 사이에 칫솔모가 위치한 것을 눈으로 보면서 부드럽게 작은 원을 그립니다. 이때 중요한 것은 절대 칫솔을 누르거나 치아를 강하게 문지르지 않아야 한다는 점입니다. 칫솔모가 탄력성을 가지고 움직여야 세균막을 억제할 수 있으

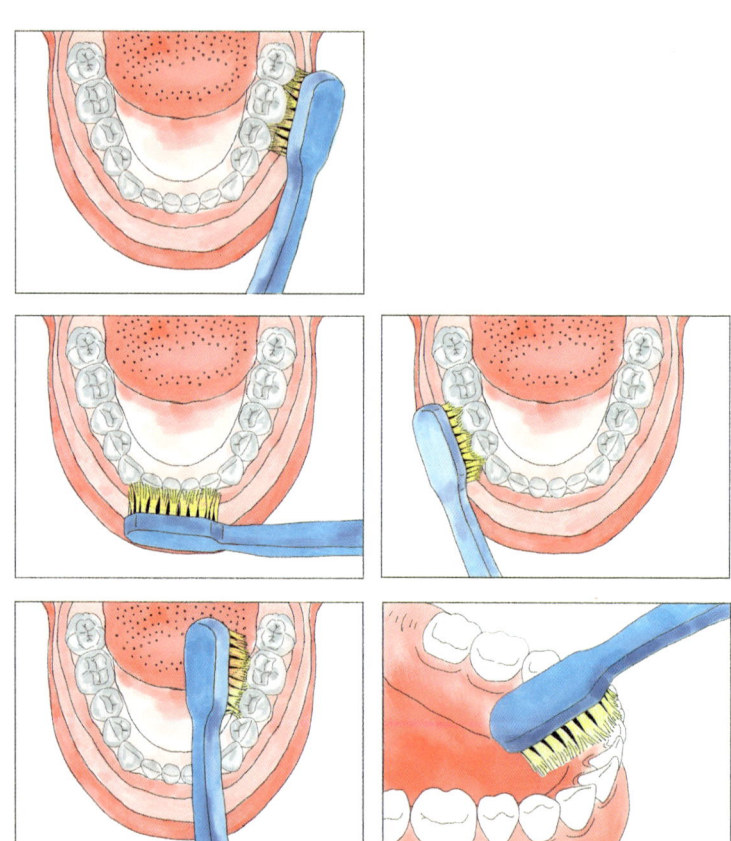

니까요. 이쑤시개로 음식물을 빼내듯 칫솔을 짓누르거나 후벼 파면 치아와 잇몸에 상처만 생길 뿐 세균막은 사라지지 않습니다. 빗자루질을 할 때 땅바닥을 후벼 파듯이 하는 사람은 없지요. 빗자루는 오히려 부드럽게 슥슥 움직여야 잘 쓸립니다. 마찬가지로 칫솔을 잡은 손에 힘을 과도하게 주지 않고 잇몸과 치아 사이의 틈 속으로 칫솔의 얇은 모가 부드럽게 오갈 수 있도록 움직여줍니다.

대학병원에서 나와 개인치과를 시작하고 얼마 되지 않아서부터 칫솔질 교실을 열었습니다. 모든 병이 그렇지만 치과야말로 예방이 너무나 중요한데 교육보다는 치료를 많이 하다 보니 예방 교육에 신경을 쓰는 치과의사는 많지 않았습니다. 내 환자들만이라도, 우리 동네 사람들만이라도 건강한 치아를 유지하는 방법을 알려주자는 생각으로, 한 달에 한 번 정도 진료가 끝나는 시간에 칫솔질 교실을 열었습니다. 진료실에서 만난 환자들에게도 귀에 딱지가 앉도록 칫솔질 방법에 대해 이야기했습니다.

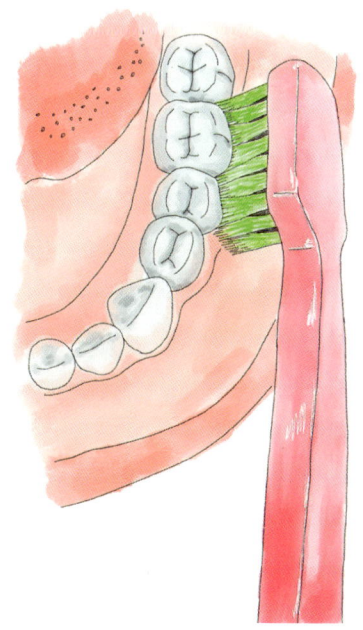

그렇게 칫솔질을 가르치고 예방에 대해 이야기하기 시작한 지 꽤 오랜 세월이 흘렀고, 2015년 제가 개발한 칫솔질 방법에 'SOOD 테크닉'이라는 이름을 붙였습니다. 1940년대 이후 큰 발전이 없던 개인 구강위생 관리교육의 역사에서 새로운 칫솔질 방법을 정립한 과정이라고 감히 자평합니다.

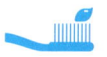

치간칫솔에도
처방전이 필요합니다

나에게 맞는 치간칫솔 고르는 법

이제 치아와 치아 사이를 제대로 닦을 차례입니다. 이곳은 칫솔로는 제대로 접근할 수 있는 부분이 아니기에 치간칫솔이라는 추가적인 도구가 필요합니다. 익숙한 도구가 아닐 수도 있습니다. 어쩌면 치실을 떠올리는 분이 더 많을지도 모르겠네요.

청소할 때 실을 한 가닥 들고 이리저리 문질러서 닦는 것과 솔로 닦는 것, 어느 쪽을 선택 하겠습니까? 치아의 모든 표면이 볼록하고 매끈하다면 실 한 가닥으로 어느 정도는 청소가 가능할 수 있습니다. 물론 매우 힘들고 비효율적이지만요. 하지만 우리 치아의 표면은 자세히 보면 울퉁불퉁합니다. 그 사이사이 세균이 숨어 있

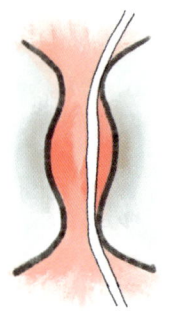 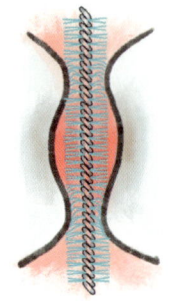 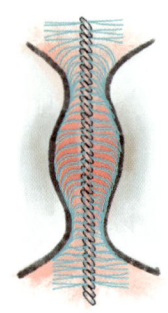

고요. 치실로는 그렇게 굴곡이 있는 표면을 잘 닦아낼 수 없습니다. 따라서 치실과 치간칫솔 중 어떤 걸 사용할지 고민할 필요조차 없습니다. 무조건 치간칫솔을 써야 합니다. 치아 표면에 있는 조직화된 세균 구조를 흐트러뜨리려면 접촉 면적이 중요합니다. 한 가닥의 실이 아닌 솔을 택해야 합니다.

다만, 치아 사이마다 그 공간의 크기가 각기 다르기에 한 사람이 1개의 치간칫솔로 모든 치아 공간을 닦을 수는 없습니다. 보통은 2~3개 정도, 각기 다른 사이즈의 치간칫솔을 써야 합니다. 큰 구멍에 작은 치간칫솔을 넣으면 치아 면에 닿지 못하니까요. 치아와 치아 사이 구멍에 치간칫솔이 들어갈 때 약간 빽빽한 느낌이 들어야 맞는 사이즈입니다. 치과의사나 치과위생사가 알맞은 사이즈를 처방해주는 것이 가장 정확합니다. 우리 동네 치과에서 이를 알려주지 않는다면 그런 치과를 찾아가야 합니다. (저는 환자뿐 아니라 치과의사, 치과위생사를 대상으로도 꾸준히 강의를 하고 있습니다. 누구나 집 앞 치과에서 치간칫솔 처방을 받을 수 있는 날이 오도록 열심히 움직이겠습니다.)

치간칫솔을 한 번도 써본 적 없다면 치아와 치아 사이에 치간칫솔을 넣을 때 조금 무서울 수 있습니다. 괜히 치아 간격만 넓어지는 건 아닌가 하는 걱정도 들고요. 그럴 땐 기억하세요. 잇몸이 내려앉는 이유는 염증이며 염증이 생기는 원인은 치아를 깨끗하게 닦지 않아서라는 사실을요. 정확한 크기의 치간칫솔을 하루에 한 번만 넣었다 빼기만 해도 세균막과 염증이 사라지고 잇몸이 더 이상 내려가지 않습니다. 치간칫솔 사용법은 처음 배울 때가 어렵지 한번 배워두면 지금까지 쓰지 않았던 날들이 억울할 정도입니다. 그만큼 개운하고 기분이 상쾌해요.

치간칫솔 처방은 다음의 순서로 합니다. 먼저 스케일링과 잇몸치료를 통해 잇몸의 염증을 치료합니다. 이후 SOOD 칫솔질을 통해 매일 올바르게 관리된 상태를 유지합니다. 그러면 비로소 치아 사이를 관리할 준비가 되었습니다. 치과의사나 치과위생사에게 문의해 자신의 각 치간에 정확히 맞는 치간칫솔 크기를 찾습니다. 치아와 치아 사이 공간에 들어가지 않는 치간칫솔 바로 전 단계, 다시 말해 각 치간에 들어갈 수 있는 가장 큰 사이즈가 정확한 치간칫솔 크기입니다. 이때 약간 뻑뻑한 느낌, 이렇게 큰 걸 넣어도 되나, 하는 정도의 느낌이 들 때가 대부분입니다.

치간칫솔 중심부의 철사는 되도록 가늘어야 하고 치간칫솔의 칫솔모는 얇고 부드러우며 길어야 합니다. 안타깝게도 편의점이나 마트 등에서 쉽게 구할 수 있는 치간칫솔은 대부분 가운데 철사가 굵고 칫솔모는 짧고 뻣뻣합니다. 저는 이것을 털 달린 이쑤시개라고 부릅니다. 이런 치간칫솔은 치간 세균막 관리에 효과적이지 않아요. 그저 구멍을 쑤시듯이 이리저리 움직일 뿐 치간이 제대로 닦이지는 않으면서 치아나 잇몸에 상처를 입히기 일쑤입니다.

 치간칫솔을 치아 사이에 넣을 때는 절대로 억지로 쑤셔넣지 않습니다. 치아와 치아 사이에 올려만 두고 조심스럽게 입구를 찾습니다. 입구를 찾아들어가는 느낌이 들면 살살 길을 찾습니다. 이때 치간칫솔이 치아의 씹는 면을 향하는 느낌으로 밀어넣습니다. 아랫니라면 위쪽 방향이고 윗니라면 아래 방향이겠죠. 기억하세요. 치아 사이에 있는 길을 찾아가는 것이지 쑤셔넣는 것이 절대로 아닙니다. 두세 번이면 숙달되기 때문에 그 후에는 거울을 보지 않고도 편하게 할 수 있게 됩니다. 어금니 쪽은 앞쪽보다 칫솔 넣기

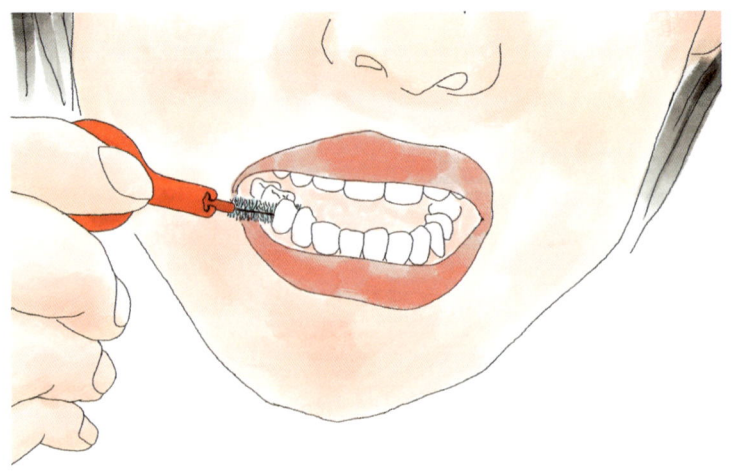

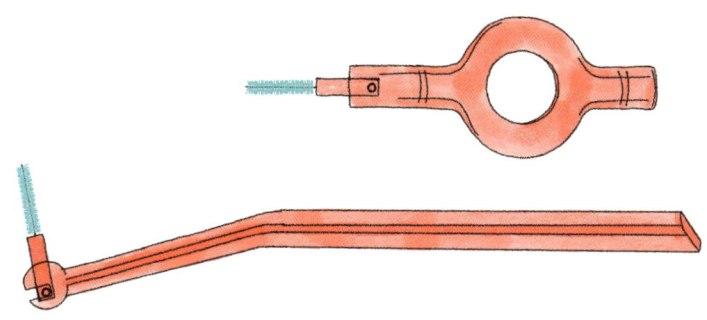

가 쉽지 않습니다. 그래서 사용 원리는 동일하지만 연습이 많이 필요합니다. 어금니에 치간칫솔을 사용할 때 기역 자로 꺾인 핸들을 사용하는 경우도 있는데, 정확한 크기의 치간칫솔을 사용하기에는 직선형 핸들이 더 효율적입니다.

SOOD 치간칫솔 양치법

- **Size: 내 치간에 맞는 사이즈로**

  치아마다 각 공간에 알맞은 크기를 각기 다르게 사용해야 합니다. 마찰력이 빡빡하게 느껴질 정도의 크기를 사용해야 하며 크기 결정을 위해서는 전문가의 도움이 필요합니다

- **Once a day: 하루에 한 번**

  정확한 사이즈를 사용할 경우 하루 한 번이면 충분합니다. 이때

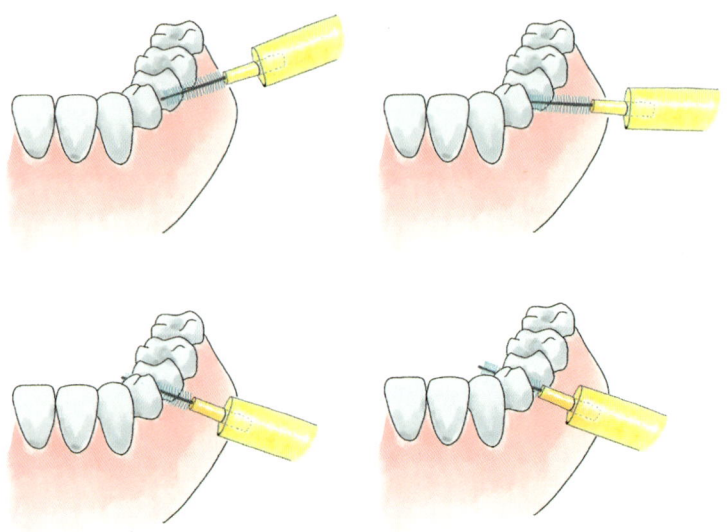

잇몸에 피가 난다면 염증이 있다는 뜻입니다. 일주일 정도 꾸준히 사용하면 출혈이 없어지는데 이는 곧 염증이 사라졌다는 증거입니다. 보통 자기 전에 사용하는 것을 추천합니다.

- **Once in and out: 넣어다 뺏다 한 번만**

치간칫솔은 여러 번 움직여 쑤시듯 사용하지 않습니다. 정확한 크기의 치간칫솔로 한 번만 넣었다 빼면 충분합니다

- **Direction: 방향에 맞게**

치간칫솔은 치아 사이의 공간을 찾아 조심스럽게 넣어야 하며

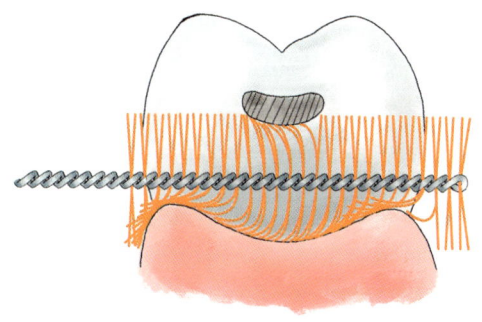

억지로 쑤셔 넣으면 안 됩니다.

자신에게 꼭 맞는 사이즈의 치간칫솔을 사용하고 SOOD 칫솔질을 올바르게 실천하고 있다면 치과에서는 더 이상 할 일이 없습니다. 스케일링도 필요 없는, 완벽하게 깨끗하고 건강한 치아니까요. 매일 잘 닦으면 정말로 치석이 생기지 않습니다. 실제로 제 진료실 많은 환자들이 스케일링 없이 지냅니다. 늦었다고 생각할 때가 제일 빠른 시기라고 하지요. 치간칫솔을 사용한 바로 오늘이 내 인생에 충치, 금니, 흔들리는 치아, 임플란트가 없어지는 첫날일 수 있습니다.

치과의사의 치중진담

아직 유치가 다 빠지지 않은 어린아이도 치간칫솔을 써야 할까요?

치과의사들 사이에서도 의견이 분분한 지점입니다. 보통 젊으면 치실을 쓰고 나이가 있어 치아 사이 공간이 보이면 치간칫솔을 쓰라고 합니다. 그런데 치아 사이가 좁고 잇몸이 꽉 차 있는 아이나 청소년도 스케일링을 할 수 있습니다. 즉, 치석을 제거하는 금속기구가 들어갈 공간이 있다는 거죠. 치아와 치아 사이를 채우고 있는 잇몸 조직에 살짝 밀고 들어갈 공간이 존재합니다. 그 사이로 세균과 음식물이 들어가 염증을 일으키고 치석을 만드는 것이고요. 그 틈으로 치간칫솔 역시 들어갑니다. 살짝 밀고 들어가 깨끗하게 세정하고 나오는 거죠. 하루 한 번, 한 번만 넣었다 빼는 것이니 잇몸에 손상도 없습니다. 그러니까 치간칫솔은 모든 연령에서 써야 하는 도구입니다. 물론 반대 의견이 있을 수 있지만 전문가 입장에서 객관적으로 판단하기에 치실보다 치간칫솔이 사용하기 훨씬 쉽습니다. 효용성도 훨씬 높고요. 또 자칫하면 잇몸에 상처가 날 수 있는 치실보다 치간칫솔이 더욱 안전합니다.

치간칫솔은 치아와 치아가 맞닿은 면이 생기기 시작하면 사용해야 합니다. 따라서 젖니 어금니가 모두 나온 생후 2.5~3년 정도부터 써야 합니다. 물론 세 살 짜리가 치간칫솔 사용을 능숙하게 하긴 힘들기 때문에, 보호자의 역할이 중요합니다. 아이의 치아가 건강하려면 일단 보호자 자신이 능숙하게 칫솔질을 할 수 있고 치간칫솔 사용 능력이 있어야 합니다.

치간칫솔과 칫솔 둘 중 하나를 고르라면 저는 치간칫솔이 더 중요하다고 말합니다. 치간칫솔은 하루 한 번, 매일, 평생 사용하는 것입니다. 이 책을 덮는 순간, 치아 건강을 위해 가장 먼저 해야 할 일은 바로 치간칫솔 사용입니다.

치간칫솔 사용으로 치아 사이 공간이 더 넓어지지 않을까요?

치간칫솔 사용에 있어서 가장 걱정하는 부분이죠. 답은 '아니요'입니다. 잇몸이 내려가는 건 염증 때문입니다. 염증은 치아를 제대로 닦지 않아 생기는 거죠. 치간칫솔을 썼다고 잇몸이 내려가는 일은 없습니다. 물론 맞지 않는 치간칫솔을 쑤셔 넣어 이러저리 움직인다면 잇몸이 다쳐서 내려갈 수는 있습니다. 하지만, 부드러운 치간칫솔로 하루 한 번 사용하는 건 세균을 없앨 뿐 잇몸에 외상을 남기지 않습니다. 걱정 말고 쓰세요.

치간칫솔 교체주기는 어느 정도가 적당한가요?

사용 빈도에 따라 사용주기가 달라지겠지만 대개의 경우 1~2주가 적당합니다. 하지만 그 전이라도 칫솔모가 빠지거나 가운데 철사가 휘면 바꿔야 합니다.

굳이 치실을 써야 한다면 어떻게 사용해야 할까요?

정말 심하게 삐뚤어진 앞니 부분에는 가장 작은 사이즈의 치간칫솔도 들어가지 못할 때가 있습니다. 이러한 부분만 예외적으로 치실을 사용합니다. 가급적 손잡이가 달린 일회용 치실을 사용하는 것을 권장합니다.

AI시대에도 칫솔과 칫솔질은 그대로

세상이 정말 빠르게 변하고 있습니다. 21세기가 시작되고 디지털시대, AI시대로 옮겨가면서 기술개발에 가속이 붙었습니다. 달라진 세상에서 우리의 삶에도 많은 변화가 생기고 있습니다. 그런데 이렇게 시시각각 변하는 세상에서 달라지지 않는 것들이 있습니다. 바로 치의학 분야에서는 예방이 그렇습니다.

반면 치의학 분야의 의료기기들은 눈부시게 발전하고 있습니다. 어릴 때 아버지 치과에 가면 지금의 치과 장비와는 매우 다른 기계들이 있었습니다. 치아를 깎는 도구는 전동모터에 벨트가 연결되어 덜덜거리며 돌아갔습니다. 지금은 이것이 공기의 힘으로 드릴을 돌리는 방식으로 바뀌었고 진동과 통증, 불편감도 엄청나게 줄었습니다. 가루를 물과 반죽해서 치아 모형을 위한 본을 떴는데 지금은 스캐닝해서 3D로 뽑아냅니다. 아주 짧은 시간 동안 정말 모든 게 달라졌습니다. 엄청난 기술의 발전이죠.

그런데 칫솔질은 아직도 100년 전의 방법 그대로입니다. 지금 알려진 칫솔질 방법은 100년 전 치과의사들이 만든 것입니다. 여러분 중에 아는 분이 있을지도 모르지만, 치과의사들은 모두 알고 있는 폰즈법(묘원법)이라는 방법이 있습니다. 지금도 어린아이들에게 가르치고 있는 폰즈법은 100년 전의 방법입니다. 차터스 박사가 개발한 차터스법, 스틸만 박사의 스틸만법, 바스 박사의 바스법 등이 지금도 교과서에 실려 있는 칫솔질 방법입니다. 누구는 여기를 이렇게 닦아라, 누구는 저렇게 닦아라 이야기하며 자신만의 방법을 제시했는데 이 모든 게 1950년 이전의 일입니다.

이후 오랜 시간이 흐르는 동안 아무도 칫솔질 얘기를 그리 열심히 하지 않았습니다. 치과의학과 의료기술, 장비와 재료는 모두 엄청나게 발전했는데 치과 질환 예방의 근본이 되는 칫솔질만 변화가 없었습니다. 좀 이상하지 않나요? 사실 씁쓸한 이유 때문인데 예방은 돈이 되지 않습니다. 산업이 발전하려면 돈이 되어야 하는데 칫솔질은 산업이나 의료 발전을 위한 돈을 만들어주지 못하는 것입니다.

우리가 자본주의 사회에 살고 있고 발전을 위해서는 금전적인 투자와 지원이 필요하다는 사실을 부정하는 것은 아닙니다. 그러나 치과의사로서 할 일은 해야 한다고 생각해요. 임플란트를 개발하는 데 들어가는 비용의 아주 작은 일부라도 예방에 쓴다면 국민들이 보다 건강해질 것이라고 생각합니다.

　칫솔을 만드는 몇몇 대기업들에게 단가가 좀 나가더라도 예방이 가능한 좋은 칫솔을 만들어보자고 제안한 적이 있습니다. 하지만 돌아오는 반응은 별로 좋지 않았어요. 칫솔은 지금도 마트에서 잘 팔리는데 뭐하러 돈을 들여 비싼 칫솔을 만들겠냐고 하더군요. 소비자는 그저 싸고 많이 주는 걸 산다는 결론이 이미 내려져 있기에 구태여 새로운 시도를 할 필요를 느끼지 못하는 것입니다. 이 이야기를 읽고 못된 장사꾼들이라고 화를 낼 게 아니라 우리 소비자들이 스스로를 돌아봐야 한다고 생각합니다. 국민이 똑똑해져야 산업이 달라지거든요. 싼 것만 찾으면 기업도 거기에만 집중합니다. 기업은 소비자를 따라가게 되어 있습니다.

　요즘 '가성비'라는 말을 많이 씁니다. 이건 일을 잘하는데 월급을 적게 줘도 되는 사람을 찾겠다는 의미와 같습니다. 입장을 바꿔서, 내가 일한 만큼 받지 못한다면 어떨까요? 화가 나고 다시는 그 일이 하기 싫어질 겁니다. 조금 비싸다면 비싼 이유가 있습니다. 앞서 말씀드린 SOOD 칫솔질에 알맞은 품질을 갖춘 칫솔이 1개에 1만 원이라고 합시다. 칫솔 하나에 1만 원이나 하냐고 놀라는 분도 있을 겁니다. 1만 원이면 다른 칫솔 10개를 살 수 있는 가격이니까요. 그런데, 그 칫솔을 3개월 쓴다고 하면 한 달에 3,000원쯤, 매일 평균 두 번씩 닦으니까 한 번 닦을 때 50원 정도 드는 겁니다. 비싼가요? 치아 건강은 전신 건강으로 이어집니다. 치아의 세균과 염증이 온몸으로 퍼져나갈 수도 있기 때문이죠. 나의 치아 건강, 전신 건강을 위해 하루 100원은 쓸 수 있지 않을까요? 내 몸 전체를 관리하는 아주 중요한 도구에 지불하는 값이니 말입니다. 칫솔처럼 건강과 직결되어 있는 물건은 품질이 좋고 성능이 확실한 걸로 골라야 합니다. 눈앞에 보이는 게 다가 아니기에 현명하게 잘 따져보아야 해요. 소비자들이 우수한 품질의 제품을 선택할 때 기업들도 제품 투자에 열정을 가질 것입니다.

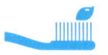

전동칫솔, 첨단칫솔, 대왕칫솔

사용법을 제대로 알면 참 좋은 도구, 전동칫솔

전동칫솔 역시 좋은 제품을 선택해서 사용법을 제대로 배운 후 쓰면 손으로 닦는 것 이상의 효과를 얻을 수 있습니다. 전동칫솔은 치과의사로서 추천할 만한 도구입니다. 그러나 사용법을 가르쳐주는 사람도, 배우려는 사람도 많지 않습니다.

칫솔이 수동변속기 차량이라면 전동칫솔은 자동변속기 오토 차량이죠. 수동변속기 차량은 연료를 좀 덜 쓸 수도 있고 운전하는 재미도 쏠쏠하지만 초보 운전자들에게는 어렵습니다. 오토 차량은 세심함은 덜하지만 손쉽게 운전할 수 있죠. 어찌 보면 그래서 사고도 더 많아진 것도 같습니다.

전동칫솔은 쓰는 방법을 잘 알면 정말 좋은 도구입니다. 하지만 잘 모르면 사고가 날 수 있죠. 제일 중요한 것은 전동칫솔을 이리저리 움직여가며 마구 문지르지 말아야 한다는 것입니다. 전동칫솔은 그냥 올려만 놓는 겁니다. 절대 눌러서는 안 됩니다. 전동칫솔의 가장 큰 문제는 외상의 가능성이 있다는 겁니다. 잘못된 방법으로 사용하면 이가 깎이거나 잇몸이 내려갈 가능성이 있다는 것이죠. 칫솔모에 손을 대보면 엄청난 속도로 움직입니다. 전동칫솔로 문지르거나 누르면 치아나 잇몸에 손상이 생길 수 있습니다. 다시 강조하지만, 절대로 과도한 힘을 주지 마세요. 치아 위에 가만히 대고 있어야 합니다.

팁을 하나 드리자면, 전동칫솔을 처음 쓰는 분이라면 주로 쓰는 손이 아닌 반대쪽 손으로 사용하는 것이 좋습니다. 오른손잡이라면 왼손으로, 왼손잡이라면 오른손으로 쥐면 힘이 훨씬 덜 갑니다. 또 아이들에게 사주는 건 추천하지 않습니다. 아이들은 기본적으로 도구를 정교하게 다루는 능력이 떨어집니다. 부정확한 손동작으로 전동칫솔까지 쓰다가는 치아가 잘 닦이지도 않고 도리어 외상만 입을 수 있습니다. 또한 전동기구 없이 손을 움직이게 가르치는 것이 아이의 행동발달, 교육적인 면에서도 더 나은 방법입니다. 그리고 또 하나, 전동칫솔 중에 미백이 된다는 제품을 가끔 봅니다. 거짓말입니다. 칫솔질로는 미백이 되지 않습니다.

전동칫솔 사용은 다음의 방식으로 하면 좋습니다. 일단 SOOD 테크닉의 첫 번째 원칙인 소프트[Soft], '부드럽게'가 여기에도 적용됩니다. 손으로 칫솔질을 한다면 칫솔을 동글동글 돌려가면서 20~30번을 닦아야 하잖아요. 전동칫솔은 치아 위에 올려놓고 가만히 있는 겁니다. 칫솔이 알아서 움직이고 있으니 가만히 있으면 됩니다. 그런데 많은 분들이 급한 성격을 이기지 못하고 손으로 힘을 줘 자꾸 움직이려는 경향이 있습니다. 전동칫솔은 분당 6만~8만 번 움직입니다. 그저 치아에 대고 있으면 충분해요. SOOD 테크닉에서 알려드리는 대로 칫솔과 똑같이 45도 각도로 잇몸을 향해 기울여 위치시키고 하나, 둘, 셋을 세면서 그대로 대고 있는 겁니다. 그다음, 칫솔을 떼어서 옆으로 옮겨 하나, 둘, 셋, 다시 옆 치아와 잇몸의 경계에 대고 하나, 둘, 셋. 이렇게만 하면 내가 닦는 것보다 칫솔이 훨씬 더 많이 움직여주니 효율적으로 이를 닦을 수 있습니다. 오랫동안 손을 움직여야 하는 칫솔질이 불편한 분, 예를 들어 관절염이 있거나 근육이 약해진 고령층에게 전동칫솔은 아주 좋은 도구입니다. 또한 정교하게 손을 움직이기 어려운 장애인에게도 매우 요긴합니다.

전동칫솔을 선택할 때 제일 먼저 봐야 할 것은 칫솔모입니다. 치아와 잇몸을 함께 닦아야 하기에 칫솔모가 부드러워야 합니다. 그런데 안타깝게도 시중의 많은 전동칫솔 칫솔모가 상대적으로 뻣뻣한 편입니다. 부드러운 칫솔모를 가진 전동칫솔을 고르기 바랍니다.

다음으로 확인해야 할 것은 작동 방식입니다. 전동칫솔 작동 방식에는 크게 2가지가 있습니다. 일단, 동그란 형태의 칫솔이 원

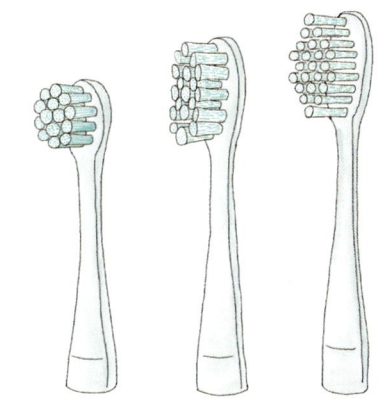

전동칫솔도 칫솔머리의 크기가 작은 것이 더 좋습니다.

쪽, 오른쪽으로 왔다 갔다 하는 방식입니다. 우리가 가장 많이 보는 유형의 전동칫솔이죠. 그리고 또 다른 방식은 칫솔이 위아래로, 우리가 칫솔질하듯이 움직이는 방식인데, 이 방식을 음파전동칫솔이라고 합니다.

어느 방식이 더 우수하다고 할 수는 없고 일단 칫솔모가 부드러운지부터 먼저 살펴보아야 합니다. 그리고 칫솔의 머리 부분이 작을수록 꼼꼼하게 닦이니, 머리 크기가 되도록 작은 전동칫솔을 선택하세요.

세상에 싸고 좋은 것은 없다고 하죠. 저가의 전동칫솔 중 칫솔 본체의 진동이 칫솔모 끝부분까지 전달되지 않는 제품을 종종 봅니다. 전동칫솔을 잡고 있는 내 손은 떨리는데 정작 칫솔모는 움직이지 않고 있다면 칫솔질 효과가 없겠죠? 건강을 위해 사용하는 도구를 선택하는 데 있어 최우선 순위로 가격을 두는 우를 범하지는 않았으면 합니다.

앞으로 점점 더 전동칫솔 사용이 늘어날 겁니다. 예전과 달리 기계적 성능이 많이 발전했고, 교정이나 임플란트를 한 사람들에게 특히 도움이 많이 되고 있어요. 모든 기술이 그렇듯 전동칫솔 또한 점차 더 발전해나갈 것입니다. 잇몸을 닦을 수 있도록 각도를 기울인 후 절대로 누르거나 힘을 주지 말고 칫솔질하는 SOOD 테크닉을 완벽하게 익힌 후 전동칫솔을 사용한다면 효과와 편의성, 두 마리의 토끼를 모두 잡을 수 있습니다.

치과의사의 치중진담

음파전동칫솔에 사용하는 치약이 따로 있나요?

음파전동칫솔에는 치아, 치약, 칫솔 외에 물이라는 요소가 하나 더 들어갑니다. 물의 흐름에 진동을 더해 칫솔 털이 닿지 않는 곳까지 닦아내는 것이 음파전동칫솔의 원리입니다. 때문에 거품이 많은 치약은 효과를 떨어뜨립니다. 치약을 고를 때 거품을 내는 계면활성제가 들어 있지 않은 제품을 선택해야 음파전동칫솔 사용 효과를 높일 수 있습니다.

전동칫솔 사용 시간은 어느 정도가 적당한가요?

저는 전동칫솔을 꽤 오래 전부터 사용하고 있습니다. 바쁜 아침 시간에는 전동칫솔을 쓰고 자기 전에는 손으로 꼼꼼하게 닦는데요. 전동칫솔 타이머는 대개 2분으로 설정되어 있습니다. 30초에 한 번씩 2분간 네 번 소리가 나죠. 아래 위, 바깥쪽과 안쪽, 네 부분을 각 30초씩 닦으라는 의미인데 직접 사용해보니 시간이 짧습니다. 타이머가 2분이라면 윗니 2분, 아랫니 2분, 이렇게 최소한 4분 정도 닦길 권합니다.

음파전동칫솔은 어떤 것이 좋을까요?

분당 왕복 진동수가 3만 회 이상이면 음파진동의 효과가 있습니다. 따라서 어떤 제품이든 진동수가 3만 번 이상이면 효과의 차이가 크지 않다고 봅니다. 3만~4만 정도의 진동수(왕복운동 기준)면 적당하지만 그렇다고 진동수만 보고 선택하면 안 됩니다. 왜냐하면, 진동수는 본체를 기준으로 허가 등록을 받는데 가격이 저렴한 전동칫솔 중 일부는 본체만 진동하고 그 진동이 칫솔모까지 전달되지 않는 경우도 있으니 유의해야 합니다.

전동칫솔의 좋은 떨림, 나쁜 떨림

첨단칫솔과 대왕칫솔

이게 칫솔인가 싶을 정도로 작은 칫솔이 있죠. '첨단칫솔^{End Tuft Toothbrush}'이라고도 하고 어금니 뒤쪽 칫솔이 잘 들어가지 않는 부분을 닦는 용도로 쓰인다고 '어금니 칫솔'이라고도 합니다. 이 칫솔은 여느 칫솔처럼 치약을 발라 충치 예방을 겸하는 용도는 아니고 주로 잇몸질환 예방에 씁니다. 구석구석 안 닿는 곳 없이 닦기 좋은 모양이죠. 다만 첨단칫솔로 양치를 하면 시간이 무척 오래 걸립니다. 대신 일반 칫솔에 비해 매우 꼼꼼하게 닦아낼 수 있죠. 그래서 교정치료 후 유지장치를 끼고 있는 경우 사용하기 아주 좋은 칫솔이기도 합니다. 교정용 철사 사이에 치석이나 치태가 많이 끼는데, 그 사이 사이를 깨끗하게 닦아줄 수 있거든요. 또 이가 많이 삐뚤게 난 분들도 꼭 써야 합니다. 일반 칫솔로 전체적으로 칫솔질을 하고 이가 삐뚤어졌다든지 하는 특정 부분은 이 첨단칫솔로 마무리하면 정말 좋습니다. 또한 임플란트를 한 치아 주변을 닦는 데도 매우 좋습니다.

제가 인터넷에서 유명해진 이유 중 하나가 이 첨단칫솔 때문이었죠. 제가 첨단칫솔로 칫솔질하는 모습 때문에 '칫솔질 빌런'이라든가 '매드 덴티스트' 같은 별명이 붙기도 했고요. 아무래도 작은 칫솔로 칫솔질을 하다 보니 시간이 많이 걸려서 매일 두 번 양치하는 것도 힘들다는 분들에게는 좀 무리한 요구일지 모르겠습니다. 하지만 가능하다면 이 첨단칫솔로 전체 이를 다 닦았으면 합니다. 시간이 걸릴 뿐 놓치는 부분은 없을 테니까요. 샤워를 마치고 하루를 마무리하면서 10분만 투자하세요. 침대 옆에 두고 넷플릭스 보면서, 스마트폰 보면서 닦아도 좋습니다. 이 첨단칫솔로 구석구석 빠진 곳 없이 닦는 습관을 들이면 평생 치과에 오지 않아도 될 겁니다.

한편, 손가락만큼 어마어마하게 큰 칫솔, 대왕칫솔(점보칫솔)도 있습니다. 큰 머리를 가진 칫솔이니 닿는 면적이 넓고, 따라서 몇 번 움직이지 않고 양치를 끝낼 수 있다고 생각해서 탄생한 칫솔입니다. 그런데 정말 그럴까요? 광고도 엄청나게 하고 있으니 판매량도 제법 되겠죠. 그 머리가 엄청나게 큰 칫솔을 판매해 누군가는 부자가 되겠지만 사용자는 피해를 입습니다.

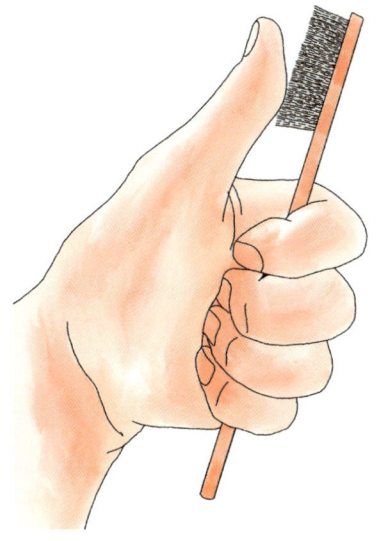

치아와 잇몸이 망가져 치료를 받아야 하는 악순환에서 벗어나려면 숲을 보고 그 기준에 맞게 해결책을 찾아가야 합니다. 소모품이라고 생각해 싸고 양 많은 칫솔이 최고라고 생각하거나, 인터넷에 광고하는 이상한 모양의 칫솔을 호기심으로 선택해서는 안 됩니다. 칫솔을 사용하는 이유, 칫솔을 선택하는 기준을 먼저 생각하기 바랍니다.

칫솔 선택 시 중요한 기준 중의 하나는 꼼꼼하게 치아 구석구석을 잘 닦을 수 있냐는 것입니다. 그러려면 칫솔 머리 부분이 작을수록 좋습니다. 칫솔 머리는 내 검지손가락 한 마디보다 작아야 합니다. 그게 쓸 수 있는 제일 큰 크기의 칫솔입니다.

치과의사의 치중진담

첨단칫솔은 잡는 법과 사용법이 일반 칫솔과 다른가요?

첨단칫솔은 잡는 법이 조금 다릅니다. 검지손가락 위에 칫솔의 머리 부분을 올려놓고 칫솔대를 감싸쥐듯이 가볍게 잡습니다. 칫솔의 작은 머리 부분이 검지손가락에 닿은 채로 손가락으로 이를 닦는다고 생각하고 잇몸 주변을 동글동글 닦아나갑니다.

첨단칫솔 역시 눌러서 닦으면 안 됩니다. 칫솔모를 세워서 살살 돌려줍니다. 첨단칫솔을 잘 사용하고 싶다면 손톱과 살이 만나는 부분에 칫솔을 대고 연습해보세요. 칫솔모가 힘을 받아 눌리지 않도록 한 상태에서 살살 작은 원을 그리며 닦아보는 것입니다. 연습하면 훨씬 능숙하게 사용할 수 있을 겁니다.

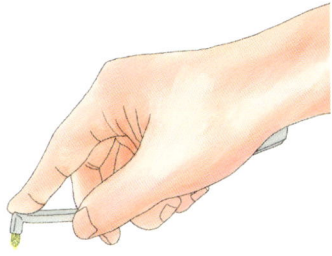

첨단칫솔을 처음 사용할 때는 검지손가락 위에 칫솔머리 부분을 위치시키고 작은 동그라미를 그리는 듯한 움직임을 연습합니다.

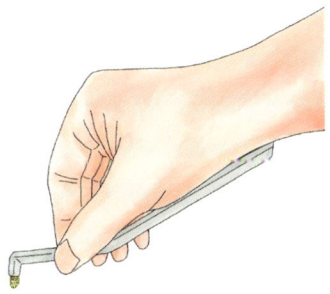

익숙해지면 칫솔대의 윗부분을 손가락으로 살짝 잡아 칫솔의 회전이 가능하게 합니다. 치아는 곡면을 가지고 있으므로 첨단칫솔로 칫솔질을 할 때 칫솔머리 부분이 회전해야 합니다.

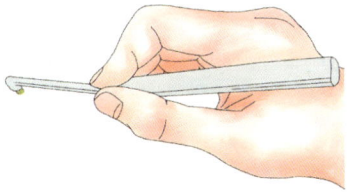

아래 치아의 안쪽을 닦을 때에는 연필 잡듯이 잡습니다.

잇몸질환 예방 치약, 정말 효과 있을까?

　다이어트에 효과가 있다고 주장하는 건강기능식품 광고를 볼 때마다 고개를 갸우뚱합니다. 별별 것들이 정말 많잖아요. 그런데 체중을 줄이는 원리는 간단합니다. 몸에 들어가는 음식물의 종류와 양을 조절하고 몸을 많이 움직여 에너지를 소모하는 것입니다. 살을 빼려면 덜 먹어야 하는데 왜 무언가를 더 먹으라고 하는지 참 이상합니다. 다이어트를 하려면 식단을 조절해야 합니다. 먹고 싶은 거 다 먹고 운동도 안 하면서 살을 빼고 싶다는 건 양치하지 않고 건강한 치아를 갖고 싶다는 것과 똑같은 이야기입니다.

　인간은 태생적으로 누워 있는 걸 좋아한다고 합니다. 공부가 싫고 움직이는 것도 귀찮아요. 이게 기본값입니다. 그런데 건강하려면 움직여야 해요. 많이 먹고 움직이지 않아서 살이 찌는데 이런 습관을 바꾸지 않고 살을 빼고 싶다며 앉아서 '약'이라는 걸 몸에 더 넣고 있지요. 마찬가지로 손을 움직여서 칫솔질을 꼼꼼하게 해야 잇몸이 건강해지는데 그게 귀찮다고 잇몸에 좋은 성분이 들어간 치약을 찾고 있습니다.

이 약만 먹으면 살이 빠진다, 이 치약을 쓰면 잇몸질환이 낫는다. 이 2가지는 거짓말입니다. 그 약을 먹어서 빠지는 게 아니라 약을 먹으면서 식단을 조절하고 운동을 했기 때문에 살이 빠진 겁니다. 그 치약을 써서 잇몸질환이 나은 게 아니라 칫솔질을 꼼꼼하게 해서 나은 것이고요.

치약을 바른다고 잇몸질환이 낫는다는 건 완전한 거짓말입니다. 효과가 아주 미약하게 있을 수는 있지만 90%는 기계적 세정, 즉 이를 닦아야 개선되고 예방이 가능합니다. 치약만 믿고 있다는 건 이 90%의 가능성을 뒤로 하고 10%에 매달리는 꼴이죠. 다시 말하지만 치약은 잇몸질환 치료에 큰 도움이 되지 않습니다. 먹는 약도 효과가 없습니다. 칫솔질만 제대로 해도 예방이 됩니다. 무조건 제대로 닦아야 합니다. 이게 잇몸 건강의 첫 번째 조건입니다. 잇몸을 건강하게 하는 건 치약도 잇몸약도 아닌 오직 올바른 칫솔질뿐이라는 걸 꼭 기억하세요.

입안을 보면 성격이 보입니다

학창 시절 교실 청소를 하면 친구들 성격을 알게 됩니다. 보이지 않는 곳까지 꼼꼼하게 닦는 친구가 있고, 선생님께 혼나지 않을 정도로 보이는 부분만 감쪽같이 치우는 친구가 있죠. 정리는 반듯하게 잘하는데 빗자루질은 엉성한 친구도 있고, 넓은 바닥 청소는 박박 잘하는데 책상 속은 엉망인 친구도 있고요.

칫솔질도 청소와 같습니다. 입안만 봐도 환자의 성격이 보여요. 성격이 급하구나, 보이는 곳만 정리하겠구나, 느긋하지만 두루 살피지는 못하는구나… 이런 식으로요. 그런 것들이 입안 구석구석에 나타난다는 게 참 신기합니다.

잇몸질환을 예방하는 방법은 칫솔질입니다. 그냥 대충 먼지만 쓸어서 되는 게 아니고 보이지 않는 창틀과 모서리까지 꼼꼼하고 완벽하게 닦아야 예방이 됩니다. 사실 혓바닥으로 훑어서 닿는 치아 면은 닦지 않아도 됩니다. 우리 눈에 보이는 볼록한 치아 표면에는 자정작용이라는 게 일어납니다. 침이라는 윤활유가 돌면서 닦아줍니다. 위아래 앞니도 입술이 계속 닦아줘요. 혓바닥에 닿는 면들은 섬유질이 많은 양배추, 사과 같은 것들을 씹어도 쓱 닦입니다.

이건 좀 다른 이야기입니다만 아이들에게 섬유질이 풍부한 식재료를 일부러 갈아서 주지는 않았으면 합니다. 치아로 씹어야 자정작용을 하는데 과일을 곱게 갈았으니 새콤달콤한 과일의 당분만 치아에 남게 되고 그러면 충치가 생기기 좋은 환경이 되죠. 그

나마 섬유질이 치아 건강에 도움이 되는데 그걸 싹 없애서 주는 모습을 보면 안타깝습니다. 아이의 치아 건강을 생각한다면 과일이나 채소는 기계에 갈지 말고 씹어 먹도록 해주는 것이 좋습니다.

  아무튼 이렇게 씹기만 해도 청소가 되는 곳들이 있는데, 안타깝게도 양치할 때 대부분의 사람들이 그렇게 공들일 필요 없는 곳들만 열심히 닦습니다. 저절로 청소가 잘 되는 부분을 닦느라 힘을 빼고 정작 살펴야 하는 치아 모서리와 구석은 신경 쓰지 않는 거죠. "저는 무엇이든 먹고 나면 늘 양치를 합니다. 정말 열심히 칫솔질을 해요." 병원에 오셔서 이렇게 이야기하는 분들이 많습니다. 열심히 관리했는데 잇몸에 문제가 생기니 억울하다고 호소합니다. 그런데 칫솔질은 고춧가루를 빼는 게 아닙니다. 이빨에 낀 음식물 찌꺼기를 빼는 역할을 하는 도구는 이쑤시개죠. 칫솔은 눈에 보이지 않는 치아 표면의 세균을 조절해주는 도구입니다. 그래서 칫솔질은 섬세하고 정교하게 해야 합니다. '분노의 칫솔질'로 세균을 조절할 수 없습니다. 부드럽고 세심하게 보이지 않는 면까지 빠진 곳 없이 꼼꼼하게 심혈을 기울여 해야 하는 일이죠.

치과의사의 치중진담

아침밥을 먹지 않았다면 이를 닦지 않아도 되나요?

결론부터 말씀드리면 아닙니다. 먼저 충치와 잇몸질환은 구분해서 생각해야 합니다. 충치는 음식을 먹은 후에 닦아야 예방됩니다. 당분과 산성을 조절해야 하는 것이니 음식물을 섭취하고 난 후 깨끗하게 청소를 해야 합니다. 이때 가장 중요한 도구는 치아와 치아 사이를 닦는 치간칫솔입니다. 칫솔은 치아 표면에 불소를 바르는 도구입니다. 손상된 치아구조를 복구하는 것이죠.

잇몸질환이 없으려면 치아와 잇몸의 경계부 그리고 치아와 치아 사이를 관리해야 합니다. 이 부위는 칫솔과 치간칫솔을 사용합니다. 잇몸질환의 예방을 위해서는 보통 12시간에 한 번씩 완벽한 세정이 필요하다고 합니다.

이제 질문에 대한 답이 나왔지요. 충치의 관점으로 봤을 때는 아침밥을 먹지 않았다면 안 닦아도 되겠지만 잇몸질환을 생각하면 밤사이 12시간이 지났으니 일어나자마자 닦아야겠죠. 아침을 먹지 않는다고 해도 잇몸질환 예방을 위해 칫솔질은 해야 합니다. 하루 두 번, 아침저녁으로는 올바른 방법으로 꼼꼼하게 칫솔질을 해야 하는 것입니다.

1장과 2장에서 이야기한 이야기를 종합해 충치 예방의 순서를 다음과 같이 정리해보겠습니다.

첫째, 당과 산이 들어간 음식을 조절한다.
둘째, 입안에 음식물을 오래 혹은 자주 넣어두지 않는다.
셋째, 씹는 면의 홈을 실란트로 메워준다(어릴 때부터 하면 좋다).
넷째, 재광화로 치아를 튼튼하게 하기 위해 지속적으로 불소 치약(1,450ppm)을 쓰고, 일정한 주기로 치과에서 불소 도포를 받는다.
다섯째, 이와 이 사이의 청결을 위해 치간칫솔을 사용한다.

3장

구강 건강 보조제 올바르게 사용하기

가글액, 추천하고 싶지는 않습니다

살균, 소독, 방부, 보존제 성분을 사용하는 것이 구강청정제, 가글액, 양치액 mouthwash, gargle 입니다. 구강청정제에는 세균을 죽이는 효과가 있습니다. 소독제, 방부제로 사용하는 성분이 들어 있으니 당연히 그렇겠죠. 하지만 좀 생각해볼 부분이 있어요. 우리 몸에는 다양한 세균들이 존재합니다. 유해한 균도 있지만 이로운 균도 있습니다. 가글액은 모든 세균에 영향을 미치기 때문에 몸의 균형을 깨뜨립니다.

입안이 상쾌해지는 기분 때문에 가글액을 수시로 쓴다는 분들도 있습니다. 하지만 이는 목욕하지 않고 향수를 뿌리는 것과 같습니다. 그러니 입안의 상쾌한 기분 때문이라면 정석에 따라 깨끗하게 칫솔질을 하세요. 그것만으로도 개운해집니다.

가글을 하더라도 칫솔질은 반드시 해야 합니다. 가글액 사용을 권하지 않는 건 유익균에도 영향을 준다는 점, 화학제라는 점 등 여러 이유가 있지만, 가글액이 칫솔질을 대신해주지 못하기 때문입니다. 가글액 사용은 기계적 세정인 칫솔질의 빈도를 낮춥니다. 사람 마음이 그렇습니다. 오늘 밤은 가글했으니까 그냥 자도 될 거라고 생각하거든요. 하지만 절대로 그래서는 안 됩니다.

가글액은 효과가 있습니다. 단, 치과의사의 처방에 따라 일정 기간만 써야 합니다. 몸의 세균 균형을 파괴하는 손해를 보면서까지 유해균을 조절해야 할, 피치 못할 상황이라는 의사의 판단이 있어야 합니다. 큰 통으로 화장실에 사다놓고, 핸드백에 넣고, 책상 서랍에 넣어두고 수시로 써서는 안 됩니다. 그런 식으로 사용하다가는 몸 안의 세균 밸런스가 깨지고 오히려 건강을 해치게 됩니다. 가글액은 기계적 세정만으로 손쓸 수 없을 정도로 세균이 창궐하고 있을 때, 치과의사의 처방으로 정해진 기간 동안 사용할 때 효과를 볼 수 있습니다.

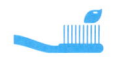

워터플로스,
직접 실험해보면 깜짝 놀랍니다

호치키스의 본명은 스테이플러입니다. 대일밴드의 본명은 밴드에이드고요. 이렇게 상품명이 대명사가 된 것 중 하나가 워터픽, 본명은 워터플로스 waterfloss 입니다. 워터픽은 워터플로스를 처음 만든 회사에서 붙인 이름이죠. 물 치실이라는 뜻의 워터플로스보다 더 직관적으로 의미를 전달해서인지 사람들이 워터픽이라는 이름을 더 많이 기억하고 있습니다.

워터플로스는 수압을 이용해 음식물 찌꺼기를 빼주는 도구입니다. 이 도구를 썼더니 치아 사이에서 시원하게 무언가 마구 빠져나오는 광고가 유명합니다. 그런데 워터플로스는 과연 효과가 있을까요?

워터플로스 통에 물을 넣고 전원을 누르면 빨대 모양의 앞부분에서 물이 나옵니다. 물총을 쏠 때처럼 쭉 발사됩니다. 그 압력이 상당합니다. 잘못 사용하면 센 물줄기가 바로 잇몸에 압력을 가해 위험할 수 있습니다. 게다가 지저분한 것들을 도리어 잇몸 속으로 밀어넣어 염증을 일으킬 수도 있습니다. 이때 칫솔질이 치아 사이에 낀 고춧가루, 깨나 김을 빼는 행위가 아니라는 사실을 한번 더 떠올려야 합니다. 이 물 분사기는 세균막을 제거하지 못합니다. 음식물 찌꺼기를 빼낼 뿐입니다. 이쑤시개와 같은 것이죠. 칫솔질은 치아 면에 붙어 있는, 보이지 않는 세균막을 제거하는 행위입니다. 때문에 칫솔모가 이에 직접 닿지 않는 한 아무리 물을 뿌려도 치아 표면의 조직화된 세균막 제거에는 큰 효과가 없습니다. 치석도 절대로 떨어지지 않습니다. 세차장에서 세차를 할 때 가장 먼저 하는 일이 고압으로 물을 뿌리는 것입니다. 차에 시원하게 물을 뿌리면 낙엽이나 흙먼지가 떨어지긴 합니다. 하지만 이렇게 물만 뿌리고 세차를 끝내도 괜찮을까요? 언뜻 깨끗해 보일지 몰라도 손가락으로 문질러보면 여전히 흙탕물이 흘러내리거든요. 그러니 반드시 솔질이나 걸레질을 해야 하지요.

 마찬가지로 워터플로스는 음식물 찌꺼기를 제거하는 정도의 도움을 얻을 수는 있겠지만 차라리 그 시간에 칫솔질을 조금 더 하는 게, 치간칫솔을 사용하는 게 훨씬 효과적입니다. 워터플로스의 매뉴얼에도 '칫솔이 닿지 않는 곳에 끼어 있는 음식물 찌꺼기를 말끔히 제거해준다'고 쓰여 있습니다. 세균막을 제거해준다고 되어 있지 않습니다. 이게 다입니다.

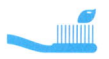

구취와 혓바늘을
없애주는 혀클리너

입 냄새의 가장 큰 원인은 입안에서 썩은 음식의 냄새입니다. 부패한 냄새죠. 뭘 먹었느냐에 따라 냄새가 달라집니다. 화한 맛의 민트 향이 강한 치약은 입 냄새 제거에 효과가 없습니다. 일시적으로 냄새를 가릴 수는 있겠지만 원인을 근본적으로 제거하는 건 아니니까요. 칫솔질을 제대로 하는 게 중요합니다. 그러면 진짜 상쾌함이 무엇인지 알게 되죠. 일단 부패할 음식물 찌꺼기가 없어야 하므로 칫솔질과 치간칫솔 사용이 정말 중요합니다. 이때 입 냄새를 없애기 위해서 반드시 닦아야 하는 곳이 혀입니다. 혀만 잘 닦아도 구취의 70~80%가 줄어듭니다. 혀에는 현미경으로 봐야 보이는 돌기가 있는데 그 사이에 음식이 낍니다.

눈에 보이지도 않는 미세한 돌기 사이에 낀 음식물은 칫솔로 닦아내지 못합니다. 칫솔 모양으로 된 것 혹은 말랑말랑한 실리콘 재질로 된 것은 효과가 없습니다. 반드시 끝부분이 날 모양으로 가공된 도구로 긁어내야 하죠. 그래서 이 도구의 원래 이름은 텅 클리너Tongue Cleaner가 아니라 '텅 스크래퍼Tongue Scraper'입니다.

혓바닥 이야기가 나왔으니 혓바늘에 대해 짧게 설명하겠습니다. 혀를 현미경으로 들여다보면 미세한 돌기들로 이루어져 있습니다. 눈에 보이지 않죠. 그 돌기 사이에 염증이 생겨 부은 것이 혓바늘입니다. 염증으로 돌기 하나가 부으면 자극을 받으면서 통증을 일으킵니다. 이 혓바늘은 그냥 두면 가라앉고요. 레이저 등을 이용해 기계적으로 제거하기도 합니다. 그런데 이 혓바늘이 생기는 이유는 염증 즉 감염입니다. 그러니 청결해야겠죠. 혀를 잘 닦으면 혓바늘이 생길 가능성이 낮아집니다.

혀를 닦는 기구인 텅 스크래퍼, 즉 혀클리너는 날이 단단한 플라스틱으로 만들어진 것, 실리콘으로 만들어진 것, 칫솔같이 솔로 만들어진 것 이렇게 세 종류가 있습니다. 가장 효과가 좋은 건 날이 단단한 플라스틱 재질입니다. 제대로 혀를 닦고 싶다면 날이 있는 형태를 선택하기를 권합니다. 물론 살살 닦아야 합니다.

혀를 닦으면 구취를 줄이는 효과도 있지만 기본적으로 입안의 세균 수를 줄여줍니다. 가급적 하루에 한 번 정도 혀를 꼭 닦으세요. 한 가지 더 당부하자면 살살 닦아야 합니다. 가끔 피가 날 때까지 긁는 경우가 있는데, 뭐든 과한 건 좋지 않죠. 혓바닥에 약간

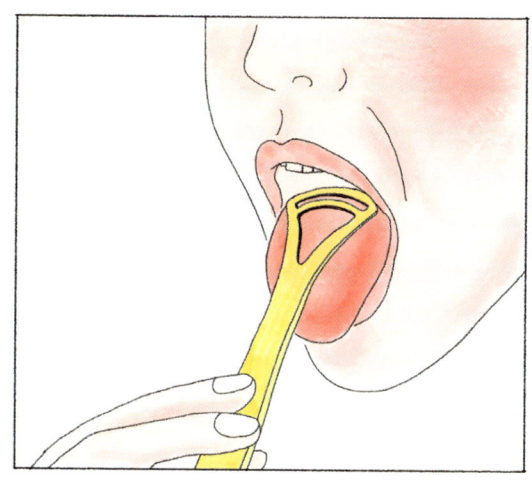

흰빛이 도는 건 각화된 유두 때문으로 자연스러운 현상입니다. 선홍색을 만들려고 무리해서 긁어내지 마세요. 하루 한 번, 혓바닥을 가볍게 두세 번 정도 긁어내면 충분합니다.

혀클리너를 사용했는데도 입 냄새가 계속된다면 그건 안쪽에서 넘어오는 걸 수도 있습니다. 그런 경우에는 내과 전문의를 찾아가야 합니다. 또 물론 사람마다 침 자체의 냄새가 좀 독특한 경우도 있고 연령이 높아지면서 몸에 수분이 줄고 침의 농도가 진해지면서 생길 수도 있습니다. 만약 침의 양이 줄어들면서 입 냄새가 시작됐다면 물을 많이 마시고, 심한 경우에는 인공타액을 사용하는 방법이 있습니다. 물론 이때도 조금 더 열심히 칫솔질을 해야 합니다.

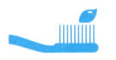

잇몸약의
맨 얼굴

　엄청나게 많이 광고하고, 연간 수백 억 이상 판매되는 잇몸약. 국민 중에 모르는 이가 없을 정도로 유명합니다. 왜 그럴까요? 국민 대부분이 잇몸질환을 가지고 있기 때문입니다 잇몸질환의 원인은 세균이며 조직화된 세균막이 잇몸의 염증을 만들고 잇몸뼈를 파괴한다고 앞서 설명한 바 있는데요, 그럼 어떻게 해야 치료와 예방이 가능할까요? 바로 칫솔질과 치간칫솔입니다. 그 2가지 방법으로 잇몸질환의 90퍼센트를 치료, 예방할 수 있습니다. 약이 꼭 필요할까요? 당연히 없습니다.
　잇몸약의 주요성분 중 하나는 '옥수수 불검화 추출물'입니다. 그런데 이 물질은 치료제가 아니라 보조 역할이라고 명시되어 있습니다. 또 다른 성분은 많은 이들이 너무나도 잘 알고 있는 비타

민 C, E 등입니다. 잇몸질환을 일으키는 세균들은 조직화된 보호막 안에서 살고 있기 때문에 항생제도 효과가 없다는 사실이 밝혀진 지 이미 오래입니다. 방법은 기계적으로 그 보호막을 흐트러트리는 것뿐입니다. 항생제도 효과가 없는 세균막을 건강식품 정도의 잇몸약으로 해결할 수 있다고 믿는 분이 더 이상 없기를 바랍니다.

치아 관리는 다이어트와 같습니다. 살을 빼는 가장 근본적인 방법이 식단 조절과 운동인데 그걸 안 하고 자꾸 다른 걸 찾으면 효과가 없습니다. 덜 먹는 것이 우선인데, 보조제나 보조식품 등 이상한 걸 몸에 더 집어넣으면 효과가 없겠죠. 그러니 치아 관리를 할 때에도 뭘 더 먹어서 해결하려고 하기보다는 원인을 없애는 데 주력해야 합니다. 그 외에는 올바른 칫솔질과 치간칫솔, 불소치약, 이 3가지를 충실히 사용하는 것만으로 충분합니다.

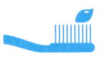

미백치약과 고체치약

미백치약

치약은 약이 아닙니다. 이름에 '약'이 붙어서 오해를 사는데 약이 아니에요. 좋은 치약을 쓴다고 잇몸질환이 개선되지 않습니다. 칫솔질을 잘 해야 하죠. 치약은 온전히 충치 예방이 목적입니다.

시중에 제법 많은 미백치약이 있습니다. 광고도 엄청 합니다. 치아미백의 기본 원리는 표백입니다. 표백을 위해 과산화수소라는 성분을 주로 사용하죠. 미백 효과는 유효성분의 농도가 좌우합니다. 치과에서 하는 미백치료에는 30~40%의 고농도 약품이 사용됩니다. 고농도이기에 주의가 필요합니다. 잇몸을 보호하는 보호제를 철저하게 도포하고 잇몸과 입술 등에 닿지 않게 조치한 후 치아 표면에 미백 약을 바릅니다. 빠른 시간 안에 밝고 환한, 깨끗한 치아를 만날 수 있지만 이가 좀 시린 부작용을 느낄 수도 있고 빠르게 다시 착색이 될 수 있으므로 일정 기간 음식물을 조절해야 합니다.

    10~15% 정도 농도의 미백 약품은 사용방법이 좀 다릅니다. 조금 천천히 진행되죠. 먼저 환자 치아에 맞는 틀을 만듭니다. 치아에 밀착되는 얇은 플라스틱 막과 같은 정교한 틀을 제작한 후 그 틀에 미백제를 넣어 끼고 자는 겁니다. 자는 동안 조금씩 조금씩 치아가 환해집니다. 시린 증상과 같은 부작용은 적고 재발도 적습니다. 대신 매일 밤, 한 달쯤 끼고 자야 하는 노력이 필요하죠. 40%와 10%의 약품 사이에 결과 차이는 거의 없습니다. 단시간 안에 끝내느냐 혹은 노력을 들여 서서히 하느냐의 차이입니다. 여러 가지 면을 고려하면 자가 미백이라는 후자를 추천합니다.

    그런데 전문가인 치과의사의 관리 감독 없이 사용할 수 있는 미백제의 농도는 3% 내외입니다. 즉, 내가 구매할 수 있는 치약이나 미백 제품에는 최대 3%의 미백제가 들어 있다는 말입니다. 10% 농도의 미백제가 정교한 틀에 의해 치아에 밀착되어 하루 8시간 정도 접촉할 때 한 달이 걸리는데, 아주 낮은 농도의 미백제가 포함된 치약으로 칫솔질하는 짧은 시간 동안 무슨 효과가 있을까요? 엉성한 틀을 5분 정도 물고 있었다고 효과가 있을 리 없습니다. 그러니 치아 변색으로 스트레스가 심하다면 치과에서 미백치료를 받는 것이 가장 좋습니다. 시중의 미백치약은 효과가 없습니다.

고체치약

기후위기, 환경에 대해 생각하지 않을 수 없는 요즘입니다. 다양한 친환경 제품들이 쏟아져 나오고 있죠. 그중 진짜 환경적인 제품도 있지만 그저 기업 이미지를 위해 그린워싱을 한 제품들도 많습니다. 보기에는 친환경이지만 만든 공정이나 사용 후 영향을 따져보면 반환경적인 것들이 많죠. 때로는 소비자들의 생활습관이 친환경 제품의 의도를 훼손하기도 합니다. 쓰레기장에 넘쳐나는 텀블러와 에코백, 어떻게 봐야 할까요? 일회용품을 덜 쓰자고 만든 제품들이 도리어 더 많은 쓰레기를 만들어내기도 합니다.

치과 제품에도 그런 것들이 있는데, 고체치약이 대표적입니다. 치약을 끝까지 다 쓰지 않고 버리면 쓰레기가 되니, 알갱이처럼 생긴 고체치약이 대안이라는 논리입니다. 고체치약, 가루치약은 사실 오래 전부터 있었습니다. 치약의 원조라고 할 수 있죠.

예전에는 이를 자주 닦지 않았습니다. 지금처럼 하루에 몇 번씩 닦지 못했죠. 일주일에 한 번이나 닦았을까요? 치약도 귀했고요. 그래서 한 번 닦을 때 박박 문질러야 한다고 생각해서 가루 형태의 치약에 연마제를 넣었습니다. 미세한 돌가루 같은 것을 넣어서 철수세미 역할을 하게 한 겁니다. '오랜만에 닦으니까 박박 문지르자!' 했던 거죠.

결론부터 말하면 고체치약은 단점 때문에 사라진 제품입니다. 고체치약 사용 시 어금니로 이 치약을 쪼개어 씹으라고 하는데 그 부스러진 고체치약 알갱이들이 도리어 거친 연마제처럼 치아와 잇몸에 상처를 입힐 수 있습니다. 그러니 고체치약은 추천하지 않습니다. 페이스트 형태의 불소치약을 사용하세요.

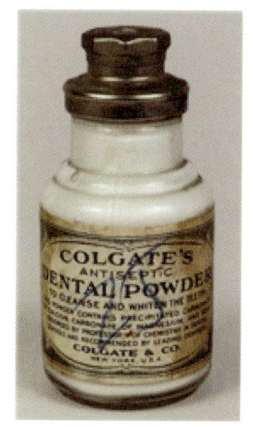

연마제를 넣은 가루 형태의 옛날 치약

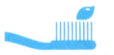

자일리톨이 정말 치아에 좋을까?

입속 세균은 당을 먹고 산을 배설합니다. 그 산에 의해 치아에서 칼슘과 인이 빠져 나오는데, 이것이 충치입니다. 그래서 당을 먹지 않으면 산이 나오지 않습니다. 세균도 죽죠. 충치가 생기지 않게 하는 방법 중 하나는 완벽하게 당을 끊는 것입니다. 고기와 우유만 먹으면 충치가 안 생깁니다. 그런데 가능할까요? 밥도 먹고 반찬도 먹어야 하잖아요. 밥은 탄수화물, 즉 다당류고 반찬에도 양념으로 당류가 들어가 있습니다.

자일리톨은 세균이 엄청 좋아하는 당과 똑같이 생겼습니다. 세균이 보기에는 자일리톨과 당이 분간이 안 되는 거죠. 세균은 자일리톨이 들어오면 당인 줄 알고 먹습니다. 하지만 자일리톨은 세균의 에너지가 되지 못해요. 에너지를 못 쓰니 산도 못 내보내죠.

만약 입안으로 자일리톨만 들여보낸다면 세균은 결국 굶어 죽습니다. 이처럼 영양분 없는 가짜 먹이를 줘서 세균을 굶겨 죽이는 것이 자일리톨로 충치를 예방하는 원리입니다. 그런데 이 작전에 중요한 전제조건이 있습니다. 바로 입안에 다른 단당류가 없어야 한다는 것입니다.

그렇다면 식사 후에 자일리톨 껌이나 사탕을 먹는 것은 효과가 있을까요? 세균들이 먹을 수많은 맛있는 것들이 있는데 자일리톨을 먹을 리 없습니다. 따라서 자일리톨 껌을 치아 건강을 위해 씹는다는 것은 의미가 없습니다. 자일리톨이 효과가 있으려면 완벽하게 칫솔질하고 치간칫솔을 사용한 후여야 합니다(사실 그렇게 완벽하게 청소를 했다면 굳이 자일리톨을 먹을 필요 자체가 없겠죠). 그러니 자일리톨로 칫솔질을 대신하겠다는 생각은 어불성설입니다. 칫솔질 없이 자일리톨만 먹다가 충치와 잇몸질환이 모두 생기는, 최악의 결과를 초래할 수 있습니다.

4장

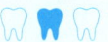

생애주기에 따른 맞춤 관리법

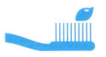

엄마의 잇몸 염증이
태아에 미치는 영향

결혼을 앞둔 많은 예비 신부들이 치과를 찾습니다. 결혼사진 촬영 준비로 미백, 라미네이트를 하기 위해서인 경우가 대부분인데요, 그런데 반짝이는 치아보다 중요한 것이 있으니 바로 깨끗하고 건강한 구강 환경입니다. 결혼한 모두가 임신을 하는 건 아니지만, 결혼이란 아이를 가지기 쉬운 환경에 들어서는 것이기에 결혼을 준비할 때 무엇보다 먼저 스케일링을 깨끗하게 받고 제대로 된 칫솔질을 배우는 것이 좋습니다.

아이를 가질 때 산모의 입안은 최대한 깨끗해야 합니다. 건강한 잇몸과 염증이 없는 구강 환경을 갖춘 후 임신을 하는 것은 엄마와 태아 모두에게 매우 중요합니다. 엄마의 잇몸에 존재하는 염증 물질과 세균은 혈관을 타고 온몸으로 퍼져나가고, 운이 나쁘면 잇몸 세균이 태반을 통과하는 일이 생기기도 합니다. 엄마의 잇몸에 염증이 있을 때는 조산, 저체중아 출산, 임신중독증, 임신성 당뇨 등의 발병 비율이 높아집니다.

건강한 잇몸을 만드는 일은 임신 전에 이루어지는 것이 바람직합니다. 만약에 잇몸질환을 가진 채로 임신했다면 그때라도 치과 치료를 받아야 합니다. 대부분의 치과 치료는 태아에게 영향을 주지 않습니다. 간혹 엑스레이를 찍으면 방사선에 노출되어 위험하다고 생각해 임신 중 치과를 멀리하는 분들이 있습니다. 이렇게 설명해드릴게요. 음식에도 극소량의 방사능 성분이 포함되어 있습니다. 바나나에도 있답니다. 바나나 1개에 들어 있는 방사능을 0.1이라고 했을 때 치과 엑스레이에는 바나나 2개 정도의 방사능 즉 0.2 정도가 들어있습니다. 파노라마라고 하는 전체 치아를 찍는 엑스레이나, CT촬영에서 노출되는 방사능은 밝은 날 한낮에 야외에 서 있는 것과 비슷한 정도입니다. 일상생활에서 투과되는 방사능 수치 정도인 거죠. 치과 엑스레이는 태아에 아무 문제가 없습니다. 그러니 안심하고 적극적으로 치과 치료를 받기 바랍니다. 그렇지 않으면 그 세균이 아이에게 갈 수도 있으니까요.

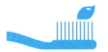

임신 중 치과 치료, 받아도 괜찮을까?

임신 중 잇몸 염증으로 고생하는 산모들이 적지 않습니다. 산모의 몸은 태아를 지키기 위해 본능적으로 면역력을 낮춥니다. 태아에게 혈액 공급을 충분히 하기 위해 혈관의 투과성도 높아지고, 여성호르몬 수치도 엄청나게 올라갑니다. 기본적으로 몸의 균형이 다 흐트러지는 거죠. 이 상태에서 염증이 생기면 걷잡을 수 없이 커집니다. 임신 기간 중 자주 생기는 치과 질환이 임신성 치은염입니다. 하지만 임신성 치은염은 완벽하게 깨끗한 잇몸인 산모에게는 생기지 않습니다. 이미 잇몸에 염증이 있던 여성에게 생기는 것입니다.

또 한 가지 질환은 충치입니다. 임신 기간 동안에는 몸이 힘드니 침대에 누워서 식사를 하는 경우도 있고, 입덧으로 구토를 하기도 합니다. 토할 때 위산이 올라오면서 치아가 부식될 가능성도 생깁니다. 이럴 때일수록 양치질을 꼼꼼히 하고 불소치약을 열심히 써야 합니다. 임신 기간 중 정말 중요한 일이에요.

임신 중에는 더 열심히 양치해야 합니다. 문제가 생겼다면 바로 병원으로 가서 치료를 받고요. 많은 치과의사들이 웬만한 치료는 임신 후로 미루라고 할 겁니다. 치과 진료가 태아에 영향을 주어서가 아니라 혹시라도 태아에 문제가 생겼을 때 치과 진료가 원인으로 지목될까 봐 조심스러워서 그러는 겁니다. '임신 후로 미루세요'라는 말 앞에는 '임신 전에 치료를 완료하세요'라는 문장이 숨어 있다고 생각하면 좋습니다.

예전처럼 아이가 갑자기 생기는 경우는 드물죠. 요즘은 대부분 계획해서 임신을 합니다. 이왕 아이를 가질 예정이라면 깨끗하고 건강한 구강 상태로 임신하기를 바랍니다. 혹시라도 아이를 가진 후 문제가 있으면 바로 치료받고요. 임신 기간 중 치과에서 사용하는 약물, 마취제 등이 태아에 아무런 영향이 없다고 밝혀진 건 오래된 이야기입니다. 안전해요. 모든 치과 치료, 사랑니를 뽑는 등의 외과적인 술식까지 아무 문제가 없다고 의학적으로 입증됐습니다. 그러니 혹시라도 임신 후로 치료를 미루라는 의사가 있다면 치료를 해달라고 당당하게 말하기 바랍니다. 마지막으로, 출산 후 기운을 회복하는 대로 칫솔부터 드는 것도 잊지 말아야 합니다.

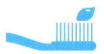

`0~3세`

아이의 첫 치과 진료 시기

치과의 분야는 눈 아래부터 시작해 목 위까지입니다. 안과와 이비인후과 사이의 영역이 치과의사의 영역입니다. 치아가 있건 없건 치과의사가 필요한 거죠. 치과의사가 필요한 시기는 치아가 나올 때가 아니라 입이 만들어졌을 때부터입니다. 아이가 태어나면 치과의사가 턱뼈와 그외 다른 구강구조까지 살핍니다.

생후 6개월 정도면 첫니가 나옵니다. 아래쪽에서 쌀알만 한 하얀 이가 보이기 시작하죠. 드물게 태어날 때부터 이가 나온 아이들이 있습니다. 이럴 땐 젖을 물 수 없어 빼줘야 할 가능성이 높습니다. 이런 특별한 경우를 제외하고 거의 대부분은 6개월이면 첫니를 만납니다. 칫솔질은 이때부터 시작되고요.

아랫니, 윗니, 양 송곳니 쪽 이렇게 위아래 6개씩 이가 나온 후 뒤에 위치한 이가 나옵니다. 아이들의 이는 어른처럼 촘촘하게 나지 않습니다. 듬성듬성해요. 특히 윗니들이 좀 더 심합니다. 만약 우리 아이는 윗니가 촘촘하게 가지런히 예쁘다면 얼굴이 좁다는 이야기입니다. 나중에 영구치가 나왔을 때 삐뚤어질 가능성을 추측할 수 있죠. 물론 가능성입니다, 그래서 쭉 지켜보는 게 중요합니다.

아이의 치아 상태를 관찰해야 하는 이유는 어금니 때문이기도 합니다. 씹는 면이 있는 젖니 어금니가 나오면 아이가 모유나 분유를 떼고 음식을 섭취할 수 있게 됩니다. 앞니는 듬성듬성하지만 어금니 2개는 붙어 나오기 때문에 썩기 쉽습니다. 관리가 잘 안 되면 유아기에 신경치료를 해야 하는 경우가 생기기도 합니다.

치과 주치의는 태어나자마자 정해주는 게 좋습니다. 무슨 일이 없더라도 아이가 병원이라는 공간과 냄새, 환경에 친숙해지도록 자주 들르는 것이 좋습니다. 소아청소년과 검진을 하러 온 김에 같은 건물에 있는 치과도 가보거나, 마트에 간 김에 근처 치과도 가보는 식으로요. 그렇게 몇몇 치과를 살펴보면서 설명을 잘 해주고 아이와 잘 맞는 치과를 찾아 아이의 평생 주치의를 정해두는 것이지요. 성장의 순간순간, 놓치지 않고 올바른 치과 치료를 받을 수 있도록요.

치과의사의 치중진담

신생아 때 잇몸을 잘 닦아주라는데 필요한가요?

초보 부모님들의 수고를 하나 덜어드립니다. 아직 치아가 나지 않은 아기의 잇몸은 매일 열심히 닦지 않아도 됩니다. 유치가 나오기 전 잇몸을 닦아주는 건 치아 건강에 큰 의미가 없습니다. 아이의 입에서 나는 냄새는 그저 우유 비린내일 뿐입니다. 칫솔질은 유치가 나오면서부터 시작해주면 됩니다.

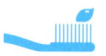

`0~3세`

턱뼈 발달에 해가 없는 노리개 젖꼭지 고르는 법

치아가 없을 때 아이가 입속에 가장 많이 넣는 것은 엄마의 젖꼭지나 젖병 꼭지입니다. 그리고 아이는 손가락, 장난감, 손에 잡히는 것들을 빨기 시작합니다. 안정감 때문이기도 하고 이가 나오기 전 잇몸의 가려움을 덜기 위해서이기도 합니다. 본능이죠. 노리개 젖꼭지는 이 욕구를 채워주기 위해 만들어졌습니다. 영어로는 수더soother, 아이를 진정시키거나 안정시킨다는 의미를 가진 도구입니다.

이 노리개 젖꼭지는 빠는 욕구가 커서 모유수유나 젖병을 빠는 것만으로 충족이 되지 않는 신생아의 입속에 꽤 오래 머뭅니다. 노리개 젖꼭지를 물리는 것이 나쁜 것만은 아닙니다. 아이에게 안정감을 주니까요. 다만, 모양과 재질이 중요합니다. 잘못 빨면 앞니

부분이 벌어져 나오거나 턱뼈가 제대로 자라지 않을 수 있거든요.

　재질에 대해 먼저 이야기하자면 실리콘이 제일 낫습니다. 천연고무도 괜찮지만 쓰다 보면 갈라진 틈으로 세균이 끼기 쉽습니다. 반면 실리콘은 내구성이 좋습니다. 자주 삶아도 멀쩡하죠. 수술용으로도 쓰이는 재질이니 아이에게 안심하고 쓸 수 있습니다.

　재질도 중요하지만 하나 더, 모양까지 살펴보기를 바랍니다. 아이는 엄마 젖을 빨대처럼 빨지 않습니다. 소젖을 짜는 것처럼 혓바닥으로 젖을 눌러서 쥐어짭니다. 아이에게 젖을 물린 후 엄마 젖꼭지는 납작해져 있습니다. 아이 혓바닥에 눌린 자국이죠. 따라서 가장 좋은 노리개 젖꼭지 모양은 바로 이 눌린 젖꼭지 모양입니다. 보편적인 모양의 볼록한 노리개 젖꼭지를 오래 사용하면 턱뼈가 좁아지고 위아래 앞니가 닿지 않는, 이른바 개방교합이 될 가능성도 있습니다. 아이가 납작한 노리개 젖꼭지를 빨면 누르는 힘이 생기면서 오히려 턱 발육에 도움이 되기도 합니다. 그러니 노리개 젖꼭지도 아이 성장발달에 도움이 되는 올바른 모양을 고르는 것이

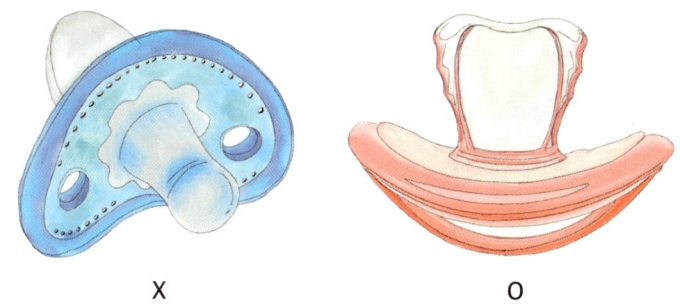

노리개 젖꼭지는 동그랗고 볼록한(왼쪽) 모양이 아닌 얇고 평평한 모양(오른쪽)이 좋습니다.

좋습니다.

노리개 젖꼭지는 젖니의 어금니가 나오기 전 서서히 사용을 중단하는 것이 가장 좋습니다. 간혹 젖니가 다 나온 후까지도 노리개 젖꼭지를 빠는 아이가 있는데 그렇다고 해도 가급적 억지로 뺏지 않는 것이 좋습니다. 노리개 젖꼭지가 정서적으로 안정감을 주기 때문에 강제로 끊으면 대체품을 찾습니다. 가장 손쉬운 대상이 바로 손가락이죠. 손가락은 억지로 떼낼 수도 없으니 그렇게 되지 않도록 노리개 젖꼭지 사용을 서서히 줄여갈 방법을 잘 생각해서 아이가 자연스럽게 중단할 수 있도록 도와주세요.

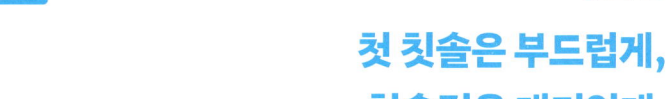

첫 칫솔은 부드럽게, 칫솔질은 재미있게

0~3세

생후 6개월 정도 되면 치아라고 부르기에는 너무 하찮은(?) 혹은 귀여운, 쌀알만 한 이가 등장합니다. 작은 생명체로만 보이던 아이가 갑자기 어엿한 사람이 된 것 같은 기분이 들죠. 이가 나오다니! 부모님들은 탄성을 쏟아냅니다. 이때 감탄과 함께 얼른 칫솔을 준비해야 합니다. 한 사람의 인생에 칫솔질이 시작되는 중요한 순간이거든요. 부모는 아이가 칫솔과 친해질 수 있도록 매일 시도해야 합니다. 갑자기 입안에 이상한 게 들어오면 싫을 테니 서서히 다가갑니다. 칫솔이 이상한 물건이 아니고 칫솔질은 반드시 해야 하는 일로 각인되도록 말이죠.

아무리 쌀알처럼 작아도 치아라는 걸 잊지 마세요. 작다고 거즈로 닦거나 손가락에 꽂는 실리콘 칫솔 같은 유사칫솔을 사용하는 것은 좋지 않습니다. 처음부터 반드시 칫솔을 사용합니다. 앞니가 나왔을 때는 칫솔을 잠깐 대는 걸로 끝이 납니다. 털 달린 이상한 게 입에 잠깐 닿았다 사라지고, 그다음에는 그게 입안을 잠깐 두드리고, 그다음에는 입안에서 움직이게 하는 거죠. 그렇게 조금씩 칫솔질에 익숙해지도록 만들어주어야 합니다.

아이가 커가면서 칫솔질은 귀찮고 불편한 게 아닌 놀이로 인식시켜주는 것이 좋습니다. 앞니가 날 때부터 시작합니다. 앞니는 음식물이 미끄러지기 때문에 잘 썩지 않습니다. 앞니가 나는 동안을 칫솔과 친해질 수 있는 절호의 기회로 생각하세요. 아이가 칫솔이 입안에 들어오는 시간을 재미있다고 인식해야 저 뒤 어금니가 났을 때에도 인내심을 가지고 깨끗하게 이를 닦을 수 있습니다.

아이 칫솔은 무조건 부드러운 것으로

첫 칫솔은 무조건 엄청나게 부드러운 것으로 선택해야 합니다. 아이가 씹어도 괜찮을 정도로 부드러워야 합니다. 영유아용이라고 따로 나온 칫솔들도 실은 살펴보면 어른 것에서 사이즈만 줄인 제품이 대부분입니다. 사이즈를 줄이려고 칫솔모 길이를 줄이다 보니 오히려 털이 더 뻣뻣한 경우도 많습니다. 아이 칫솔을 정하기 전 반드시 부모가 먼저 닦아봐야 합니다. 너무 뻣뻣한 칫솔이다 싶으면 아이에게 쓰면 안 됩니다. 칫솔 때문에 이나 잇몸이 아프면 당연히 칫솔질에 대해 좋지 못한 경험이 생길 것이고, 앞으로 칫솔질하기가 더욱 어려워질 테니까요. 칫솔은 대부분 플라스틱 재질로 만드는데 아이용 칫솔은 칫솔머리 부분을 고무나 실리콘으로 코팅한 제품을 쓰는 것이 좋습니다. 혹시라도 아이가 잘못 움직여 잇몸에 칫솔이 부딪히더라도 다치지 않게끔 칫솔머리와 칫솔모 모두 부드러워야 합니다.

아이 칫솔은 꼭 2개씩 사세요. 하나는 아이가 칫솔질하고 질경질경 씹기도 하면서 노는 장난감용, 하나는 진짜 칫솔질을 해주는 보호자용으로요. 아이가 칫솔을 입에 넣고 씹으면 놀게 두고, 중간중간 손상 없는 칫솔을 넣어 이를 닦아주는 겁니다. 이렇게 보호자용을 따로 사용해야 칫솔도 오래 쓰고 효율적으로 이를 닦을 수 있습니다. 아이가 씹어서 망가진 칫솔로는 절대로 이가 제대로 닦이지 않습니다.

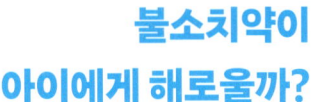

불소치약이 아이에게 해로울까?

0~3세

    0세부터 앞니 6개가 나올 때까지는 굳이 치약을 사용하지 않아도 좋습니다. 씹는 면이 있는 어금니가 나오면 그때부터는 불소치약이 필요합니다. 물론 그 전부터 사용해도 됩니다. 치약은 충치를 예방하는 도구이며, 충치 예방은 치약 안의 불소 성분이 담당합니다. 치아의 씹는 면 그리고 어금니와 어금니 사이에 충치가 생기기 때문에 3세 때까지는 대개 1,000ppm의 불소치약을 쌀알 크기만큼, 3세 이후부터는 1,450ppm 불소치약을 완두콩 크기만큼 사용하면 됩니다. 그 완두콩 크기는 3세부터 평생토록 동일합니다. 치약의 양이 아니라 불소 농도가 중요합니다.

    3세 이전 아이들은 치약을 쌀알 크기 정도로 쓰면 됩니다. 정말 칫솔모에 살짝 묻히는 정도지요. 이 정도면 치약 맛도 안 느껴지고 헹굴 필요도 없습니다. 침으로 삼켜도 괜찮은 정도니까 아이가 뱉어내지 못해서 치약을 못 쓴다고 걱정할 필요는 없습니다. 이 정도의 불소는 먹어도 대사를 통해 체외로 배출됩니다. 걱정하지 말고 꼭 불소치약을 사용하세요. '무불소', '저불소'라고 적힌 어린이용 치약은 추천하지 않습니다. 충치 예방의 관점에서 아무 의미도 없는 물질, 합성 딸기 색소와 인공 향료가 뒤범벅된 물질을 아이 입에 넣는 것에 불과하기 때문입니다. 강조하건대, 불소가 없다면 충치를 예방할 수 없기 때문에 태어나서 치약을 쓰기 시작하면 처음부터 무조건 불소치약을 써야 합니다.

아이들도 잇몸질환이 생길까?

성장하는 중, 즉 몸에서 무언가를 만들어내는 시기에는 잇몸질환 고민을 크게 하지 않아도 됩니다. 아이는 잇몸이 망가지면 또 만들어내거든요. 무척 빠른 속도로 재생이 됩니다. 부러워할 것 없습니다. 우리 모두 그런 시기를 거쳐서 어른이 되었으니까요. 어린 시절부터 올바른 칫솔질을 배우고 연습하고 이것이 숙달되어 바른 습관으로 정착했다면 지금 우리 모두는 건강한 잇몸을 가지고 있을 것입니다. 아이들에게만이라도 그런 습관을 만들어줘야 합니다. 어렸을 때부터 칫솔은 연필 잡듯이 잡는 게 당연하도록 습관을 들이고, 문지르는 게 아니라 하나씩 꼼꼼하게 닦는 걸 당연하게 여기도록 만들어주어야 합니다. 올바른 칫솔질 방법을 가르치는 일은 보호자가 아이에게 해줄 수 있는 가장 중요한 교육 중 하나입니다.

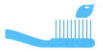

3~6세

전신마취, 진정치료 필요 없는 아이가 되려면

불소치약으로 칫솔질을 잘 하다가 36개월이 되면 본격적으로 치과에 데리고 가는 시기입니다. 그전에는 치과와 친해지는 차원에서 엄마 아빠를 따라 다닌 정도에 불과하다면, 이제 어엿하게 한 사람으로 치과에 데뷔하는 거죠. 엄마, 아빠, 할머니, 할아버지의 정기검진 때 여러 번 치과에 다녀본 아이는 치과가 그렇게 낯설지 않을 겁니다. 의료진이 하얀 옷을 입은 이상한 사람들이 아니라 오며 가며 만난 반가운 아줌마, 아저씨겠죠. 치과 의자에 앉아 입을 벌리고 해야 하는 치료도 덜 무서울 겁니다. 그렇게 36개월이 되면 치아가 썩지 않아도 본격적으로 치과를 방문해 익숙하게 해줍니다.

대부분의 아이들이 대여섯 살쯤 이빨이 썩어서 갑자기 치과에 옵니다. 썩은 이가 있으니 일단 주사를 맞아야 하고, 엄마와 떨어져서 이상한 의자에 누워 입을 벌리고 있으라니 고역이죠. 이상한 소리와 치과용 드릴의 느낌 등 모든 첫 경험이 좋지 않습니다. 그렇게 치과는 죽어도 가고 싶지 않은 곳이 됩니다. 이런 아이는 살면서 치과에 정기검진을 가지 않게 될 확률이 높습니다. 이 글을 읽고 있는 어른들 중에 '내 얘기다' 싶은 경우도 있을 거예요. 그러니 아프기 전 미리미리 치과에 들락거리며 좋은 첫 경험과 추억을 만들어주세요.

치과 진료를 너무 두려워하는 친구들에게는 웃음가스라는 아산화질소 흡입법으로 진정을 시킵니다. 어떤 경우에는 미리 처방된 약을 먹여오게끔 하기도 합니다. 약간 진정된 상태로 병원에 와서 웃음가스로 마취를 하고, 치료할 부위에 국소 마취를 추가로 한 뒤 치료를 시작합니다. 관리가 잘 안 돼서 치아 상태가 심각한 친구들의 경우, 적절한 진정치료는 치과 방문을 편안하게 해주고 두려움과 불안을 줄여줍니다. 그러나 그보다는 미리미리 일단 치과와 친해질 기회를 주는 것이 더욱 바람직합니다.

전신마취나 진정마취로 아이를 진정시켜 치료할 수 있습니다. 하지만 마취에서 깨어나 집에 돌아가면 기분이 좋지 않습니다. 씹는 느낌도 다르고 뭔가 이상해요. 많이 불편하고요. 그러니 치과를 무서워하는 아이들에게 가장 좋은 진정치료는 마취가 아니라 치과라는 공간 자체에 익숙해지게 하는 겁니다.

36개월이면 말도 알아듣고 상황 파악이 가능합니다. 몇 살이냐고 물으면 대답도 잘 할 때죠. 그즈음부터 시작하세요. 치아가

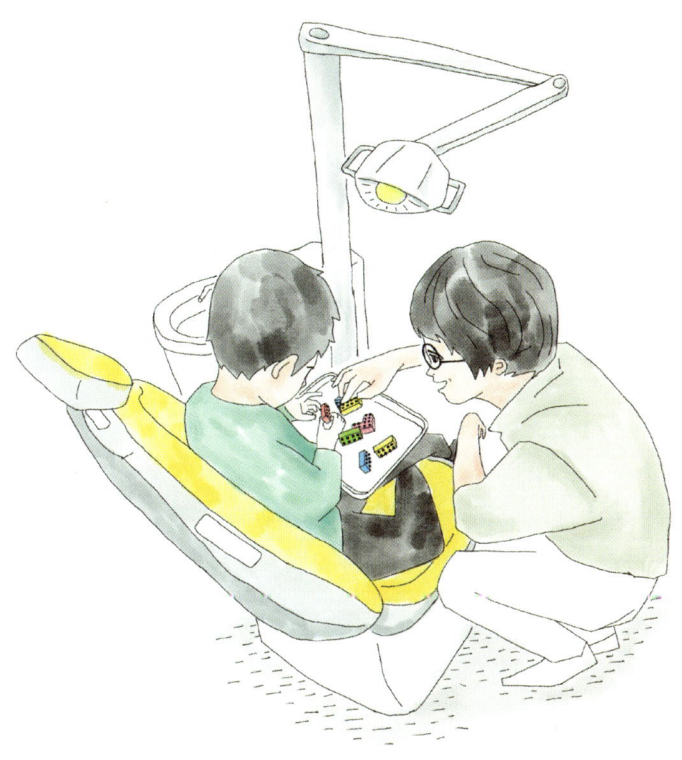

썩어서 당장 치료해야 하는 상황이 아니라면 하나씩하나씩 치과 진료를 해보면서 적응시키는 거죠. 오늘은 일단 입을 크게 벌렸다가 다물면 끝. 다음엔 입안에 물도 뿌려보고, 물로 헹궈보는 정도로 끝을 냅니다. 그다음에는 불소도포도 해보는 거지요. 조금 길게 입을 벌릴 수 있게 되면 홈 메우기(실란트)를 하는 등 간단하고 아프지 않은 치료를 하면서 적응합니다. 그렇게 치과에 오가다 보면 충치 없는 젖니들이 새로 나오는 영구치를 만나게 될 것입니다. 이제 예닐곱 살이면 영구치가 나오기 시작합니다. 평생 쓰는 이빨이 나오기 시작하는 시기죠. 이때부터 정기검진을 꾸준히 하면서 관리하면 급작스럽게 아프거나 고생스러운 일을 겪지 않고 평생 자기 치아를 건강하게 유지하며 생활할 수 있습니다.

진단은 맘카페가 아닌 의사에게

"젖니 빠지면 금방 멀쩡한 이빨 나와. 조금만 참아."
"어렸을 때 교정장치 붙이면 애가 고생해."
"교정은 영구치 다 나온 다음에 하는 게 제일이야."

많은 보호자들이 오늘도 맘카페 혹은 척척박사 옆집 언니들에게 지혜를 얻습니다. 만약 아이 치아가 걱정되는 상황이라면 옆집 엄마보다는 전문가를 찾는 것이 좋습니다. 치과는 어쩌다 한번 가는 것이 아닌 정기적으로 방문해야 합니다. 유치만 있는 어린아이지만, 영구치가 가지런하게 나올지 아니면 삐뚤어질지 그 미래를 교정전문의는 알고 있거든요. 그리고 부모만 혼자 치과에 와서 '우리 애 교정할까요, 말까요' 하고 묻는 건 소용없습니다. 치과의사가 직접 봐야 압니다. 아이와 함께 손잡고 와야 합니다.

아이를 먼저 키운 엄마들의 경험도 일정 부분 맞겠지만 상황은 사람마다 다르기 마련입니다. 어려서 교정장치를 붙이고 고생했다면 그건 모두 그런 것이 아니라 그 집 아이의 경우인 겁니다.

우리 애는 생각보다 덜 힘들 수도 있고, 또 조금 고생스럽더라도 시기를 놓치면 안 되는 경우일 수도 있습니다.

아랫니 영구치가 6~7세에 나옵니다. 초등학교 입학 전이죠. 늦어도 아래 앞니 영구치가 나올 때 교정과 의사의 검진을 받으세요. 턱뼈의 성장과 크기가 괜찮다면 치료 시기를 좀 늦춰도 됩니다. 물론 정기검진은 필요하죠. 치아 배열에는 큰 문제가 없을 것으로 예상하지만 위턱과 아래턱의 성장이 조화롭지 못한 경우가 있습니다. 사람마다 뼈 모양, 치아 모양이 다르니 치료 적기는 집에서 결정할 게 아니라 전문가가 결정하는 것이 맞습니다.

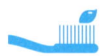

3~6세

언제부터 칫솔질을 가르칠까?

 칫솔질은 무조건 해야 하는 일입니다. 논리적인 설명이 필요 없습니다. 그냥 해야 합니다. 밥을 먹듯 당연하게 하는 일이에요. '숙제 할래?'라는 질문은 어리석습니다. 숙제는 선택하는 게 아니고 당연히 해야 하는 일이잖아요. '양치 할래?'도 마찬가지입니다. 물음표가 존재하지 않고, 당연히 해야 하는 것이며 선택할 수 있는 일이 아닙니다.

 우리 아이가 이빨 닦는 걸 싫어한다고 이야기하는 보호자들이 있습니다. 결국 이가 다 썩어서 치과에 데려가게 될 것이고 어쩔 수 없이 의자에 묶어놓거나 전신마취를 하고 광범위한 치료를 받게 될 겁니다. 마취주사도 맞아야 하고, 시끄러운 기계 소리도 들어야 하죠. 아이는 공포에 휩싸입니다. 한꺼번에 치료해야 하니

돈도 많이 들어요. 고생은 고생대로 하고 돈은 돈대로 쓰는 거죠. 그날 저녁 엄마는 화를 내며 아이 이빨을 박박 문지릅니다. 아이는 칫솔질이라는 게 더 싫어집니다. 그냥 싫은 일이 되는 겁니다.

그러니 하루라도 빨리, 미리, 아이의 칫솔질을 시작해야 합니다. 아프고 고생스러운 일이 생기기 전에 시작해야 해요. 방법은 간단합니다. 칫솔질을 하면 그다음에는 좋은 일이 생기게 해주면 됩니다. 칫솔질이 끝난 뒤 부모가 아이와 정말 신나는 시간을 보낸다든지, 아이가 제일 좋아하는 장난감으로 함께 놀아준다든지 하면 아이에게 칫솔질은 즐거운 시간이 시작되는 신호입니다. 그렇게 며칠이 지나고 몇 달이 지나면 아이가 칫솔을 들고 와서 스스로 이를 닦자고 할 겁니다. 다만 이런 변화가 한 번에 일어나지는 않습니다. 여러 달 걸려요. 차근차근 아이가 따라올 수 있는 속도로 하면 됩니다. 이 책을 읽고 오늘부터 당장 아이 치아 20개를 온전히 닦고 싶을 수도 있겠지만 무리입니다. 아이가 갑자기 5분 이상 입을 벌리고 있을 수 없어요. 천천히, 대신 꾸준히, 빨리 시작하는 것이 좋습니다.

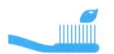

3~6세

영구치가 썩어서
나오지 않는 관리법

유치(젖니)에 대해서는 많은 사람들이 좀 관대합니다. 어차피 빠질 치아라는 생각이 있죠. 맞습니다. 썩는다고 해도 어차피 후에 영구치가 나올 테니 그때 잘 닦으면 된다고 생각합니다. 그런데 이게 그렇게 간단하지 않습니다.

이가 썩는 이유는 당과 산 때문입니다. 당은 사탕, 초콜릿, 젤리도 있지만 탄수화물이 분해되면서도 생깁니다. 밥이나 빵을 오래 씹으면 달짝지근해지는 게 그런 이유입니다. 밥을 꼭꼭 씹다 보면 탄수화물이 이제 당으로 바뀝니다. 그러니 밥도 너무 오래 먹으면 치아 건강에 좋지 않습니다.

그런데 밥을 물고 있는 아이들이 있습니다. 밥 한 숟가락을 씹어 삼키지 않고 그냥 입에 물고 있는 겁니다. 부모가 숟가락을 들고 쫓아다니니 마지못해 한입 받아먹지만 음식물을 한참 동안 입 속에 그냥 둡니다. 밥 먹을 때 유튜브나 TV 등 동영상을 틀어주는 것, 그래서 아이가 그걸 보면서 한 시간씩 밥을 먹게 하는 것도 좋지 않습니다. 그렇게 탄수화물은 당이 되고 당은 충치를 만들죠. 한 숟가락이라도 더 먹이는 것이 사랑이라고 착각하는 부모 마음이 도리어 아이에게는 충치라는 결과를 가져다줍니다. 그래서 아이를 키울 때는 내 행동이 양육의 관점에서 과연 옳은 일인지 수백 번 고민할 필요가 있습니다. 아이를 키운다는 것은 사회의 구성원을 만드는 일이고, 어른일 때 하면 안 되는 일은 아이 때도 하면 안 되게끔 가르쳐야 합니다. 식사 시간에는 식사를 해야 하고, 식구란 함께 밥을 먹으며 이야기를 나누는 사람들입니다. 그러려면 엄마, 아빠부터 식탁에서는 스마트폰을 내려놓아야겠죠. 이러한 노력이나 실천 없이 잘못된 습관을 방치한 결과 아이의 이가 썩습니다. 치과에 가서 주사를 맞고 울면서 치료를 받아야 합니다. 어떤 부모들은 아이가 고생한다며 같이 울음을 터뜨리기도 하지만, 단순히 감정에 휩싸이기 전에, 과연 그 충치를 만든 사람이 누구인지, 그것부터 생각해보아야 할 것입니다.

이렇게 이야기가 길어지는 이유는, 젖니 때 생긴 충치는 보호자의 양육 태도가 바뀌지 않는 한 영구치로 전염될 확률이 높기 때문입니다. 즉, 환경이 달라지지 않으면 영구치도 금방 썩을 겁니다. 평생 써야 하는 영구치가 썩으면 건강에 영향을 줄 수밖에 없습니다. 그러니 영구치를 위해서 유치 관리가 반드시 필요합니다.

그리고 하나만 더 말하자면, '우리 아이가 워낙 좋아해서요'라고 하며 탄산음료, 젤리 등 온갖 안 좋은 것을 아이에게 사주고 방치하면 안 됩니다. 그렇게 하면 아이의 충치를 보호자 스스로 만드는 것과 다름없습니다. 아이를 키우는 집이라면 아이의 손이 닿는 곳에 치아에 해로운 간식을 두지 않아야 합니다.

어린 시절의 충치는 그 아이의 당분 섭취와 연관성이 있기에 이는 또한 훗날 성인병으로 이어질 가능성도 높습니다. 당분이 많은 식습관이 결국 중년 이후 심혈관계 질환, 당뇨병, 고혈압 등을 야기한다는 것이죠.

치아교정도 젖니와 관련이 있습니다. 유치에서 충치가 생기는 많은 부분은 씹는 면과 치아와 치아가 서로 맞닿은 면입니다. 그렇게 치아끼리 닿은 면이 썩어서 부서지면 뒤쪽으로부터 앞쪽으로 치아들이 밀립니다. 영구치 나올 자리가 줄어드는 거죠. 너무 썩어서 젖니를 빼야 할 상황이라면 이제 영구치 나올 자리가 거의 없어져 버립니다. 그렇게 유치 관리가 안 되어 부정교합이 만들어지기도 합니다. 보호자의 잘못으로 발생한 부정교합입니다. 물론 이는 관리만 잘하면 생기지 않을 일입니다.

마지막으로, 아이도 사회생활을 합니다. 필요한 경우에는 치료를 통해 치아의 크기도 유지해주고 형태도 보정해줘야 합니다. 영구치가 나올 테니까 그때까지 참으면서 까맣게 썩은 앞니를 그대로 두라고 한다면 미관상 좋지 않습니다. 부모님들이 썩어서 시커먼 앞니로 회사에 가지 않듯이 아이도 필요한 경우 심리적 요소

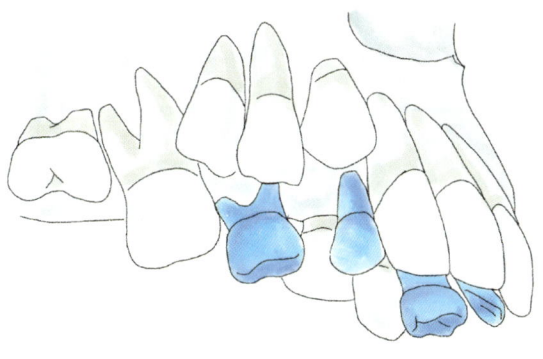

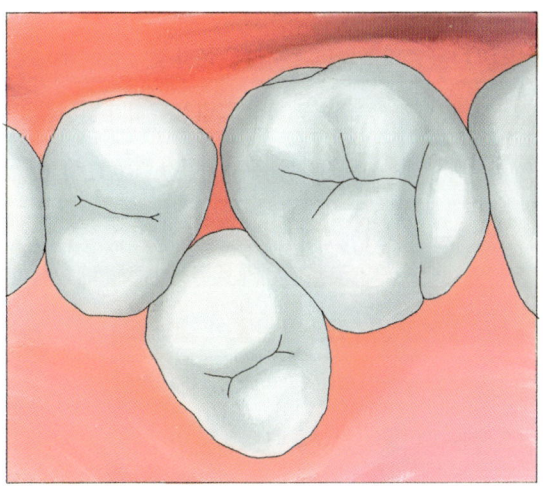

젖니가 심하게 썩어서 미리 빠지는 경우에는 영구치가 나올 자리가 없어지거나 줄어들어 부정교합이 될 수 있습니다.

나 기능적 요소, 또 이후의 교정적 요소를 고려해 유치를 관리·치료해야 합니다.

치과의사의 치중진담

유치를 치과에 가지 않고 집에서 빼도 괜찮을까?

젖니를 미리 빼주지 않아서 영구치가 삐뚤게 나오는 건 아닙니다. 젖니 아래쪽 뼛속에 이미 영구치들이 밖으로 나갈 준비를 마치고 있습니다. 영구치들이 나올 준비를 하면서 머리 위쪽의 젖니 뿌리에 닿고 그렇게 젖니 뿌리를 녹이면서 슬금슬금 올라옵니다. 유치가 머리 부분만 남고 뿌리가 다 사라지면 흔들리죠. 살살 흔들리다가 어느 날 밥 먹다가 툭 하고 빠집니다. 그러니 정상적으로 이가 올라오고 있는 경우에는 미리 이를 빼줄 필요가 없습니다. 물론 젖니가 충분히 흔들릴 때 옛날식으로 문고리와 젖니 양쪽을 실로 묶은 뒤 문을 확 열어 빼도 돼요. 젖니는 뿌리도 없이 덜렁덜렁 살에만 붙어 있는 상태일 테니까요.

정기검진 오는 꼬마들을 만났을 때 아이의 이가 흔들리면 제가 이렇게 말합니다. "두 달 후에 볼 건데 직접 빼서 가지고 오는 거야, 안 그러면 선생님이 빼줘야 하는데 선생님은 별로 하고 싶지 않거든." 그러면서 노하우를 알려주죠. "아프다고 생각될 때까지 흔들어야 빠지는 거니까, 왼쪽으로 밀었다가 오른쪽으로 밀었다가 해보는 거야. 오케이?" 다음 검진 때 아이는 의기양양하게 병원에 들어섭니다. 의사 선생님도 하기 싫어

하는 걸 자기가 해낸 거죠. 성취감과 자신감으로 씩씩하게 의자에 앉습니다. 태도가 달라져요. 그럴 때 제가 한마디 더 하죠. "선생님 일을 덜어 줬구나. 대단해!"

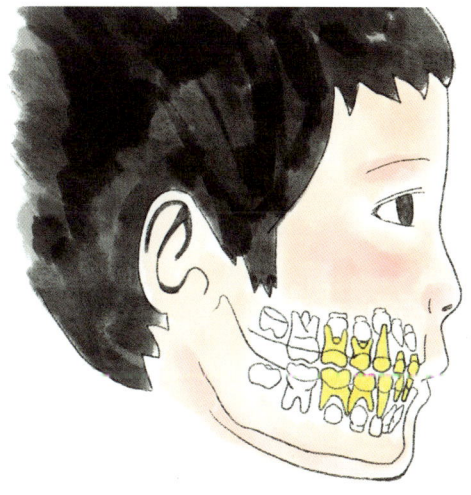

아이의 턱뼈 속에는 영구치가 순서대로 자리 잡고 있으며, 똑바로 나오는 영구치들은 유치를 밀어내고 나옵니다. 유치를 집에서 빼는 것은 자연스러운 일입니다.

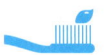

초등학생기

치과에 자주 가야 하는 혼합치열기

젖니는 아이 스스로 뺄 수 있지만 간혹 미리 빼서 자리를 만들어야 영구치가 똑바로 나오는 경우도 있습니다. 젖니가 빠지고 영구치가 나오는 시기를 혼합치열기라고 합니다. 이때 전문가의 판단으로 잘 관리하면 치아들이 삐뚤어지는 걸 최소화하고 교정치료 기간도 줄여볼 수 있어요. 그러니 <mark>젖니가 빠지고 영구치가 나오는 혼합치열기라면 아이를 치과에 더 자주 데려가는 것이 좋습니다.</mark>

아이의 이는 어른과 다르게 생겼습니다. 6세 무렵까지는 젖니만으로 사는데 초등학교에 들어갈 즈음 이가 하나 더 나옵니다. 젖니가 빠지지 않은 채로 나오는 이로 맨 뒤에서 나옵니다. 조금 늦게 나왔을 뿐 이미 엄마 배 속에서 나오기로 약속이 되어 있던 치아입니다. 아이들은 태어나면서 턱뼈 속에 이를 숨겨놓고 나옵니다. 그게 하나씩 하나씩 때에 맞춰 나오는 거죠. 젖니가 다 나오고 마지막으로 나오는 이는 영구치입니다. 젖니 뒤에서 잇몸을 뚫고 쑥 올라오죠. 평생 써야 하는 치아(영구치)입니다. 이 영구치 어금니가 잇몸을 뚫고 올라오기 시작할 때는 젖니와 높이 차가 생기는데 여기에 음식물이 쌓여 쉽게 썩습니다. 이때 어금니 칫솔을 따로 사용해주면 좋습니다. 어금니 칫솔은 유아용이 따로 있지 않으며 칫솔 머리가 작고 모가 적은 첨단칫솔을 사용하면 됩니다. 기존 칫솔은 뒷부분에 숨어 있는 어금니까지 닿지 않는데 머리가 작은 어금니칫솔을 사용하면 안쪽까지 정교하게 칫솔질할 수 있습니다. 어금니 칫솔은 칫솔 목의 각도가 살짝 뒤로 기울어진 것이 좋습니다. 각이 있어야 어금니 안쪽에 닿기 쉬우니까요.

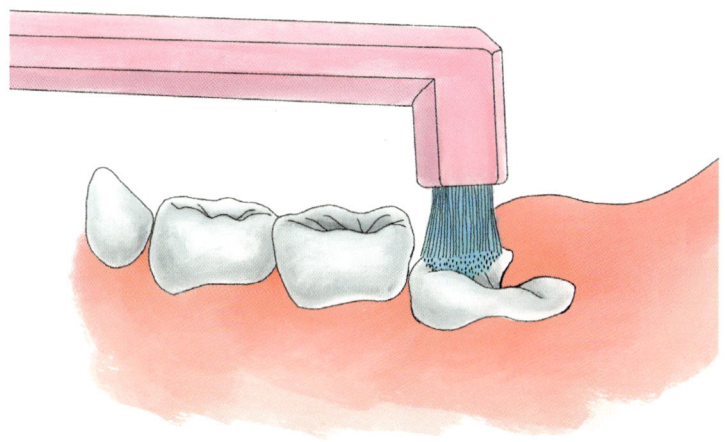

만약 아이가 초등학교에 들어갈 무렵 어금니가 난다면 아프다고 하는지 잘 관찰하고 이가 올라오면 어금니 칫솔로 잘 닦아주어야 합니다. 평생 써야 하는 어금니이기 때문에 나오면서부터 관리를 잘 해야 합니다.

주로 칫솔질에 대한 강연을 하고 있지만 저는 원래 치과교정 전문의입니다. 저에게 오는 혼합치열기 아이들은 평균 2~3개월에 한 번씩은 검진을 받게 합니다. 혼합치열기에는 치과의사를 자주 만나고 이야기를 많이 나눠야 하기 때문입니다. 새로 나오는 이의 자리, 칫솔질을 어디까지 어떻게 해야 하는지 등을 배워야죠. 관리가 엄청나게 많이 필요한 시기입니다.

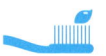

초등학생기

칫솔질, 단순하고도 완벽한 평생 습관

치아가 나기 시작하면서 불소치약을 사용해 칫솔질을 해주고 치과 검진을 소홀히 하지 않은 아이는 충치가 없는 상태로 영구치를 맞이하게 됩니다. 모든 영구치가 다 올라오는 시기는 대개 초등학교 6학년에서 중학교 2학년 사이입니다. 모든 영구치가 아무런 상처나 훼손 없이 자리 잡는다면 정말 기분 좋겠지요? 이는 보호자에게 달렸습니다.

맨 마지막 영구치는 제일 안쪽에서 나오며 바로 앞의 어금니와 비슷하게 생겼어요. 큰 어금니를 제1대구치, 마지막에 나온 어금니를 제2대구치라고 합니다. 이제 치과적으로는 어른이 된 거죠. 제2대구치도 예닐곱 살 때 올라온 제1대구치처럼 잘못하면 나오면서부터 썩을 수 있습니다. 마지막 어금니가 모두 올라올 때까지 정기검진과 칫솔질에 매달려야 합니다. 물론 씹는 면에는 홈 메우기(실란트)도 반드시 해주어야 합니다.

치과의사와 보호자에게 관리를 받고 칫솔질 이야기를 귀에 딱지가 앉게 들은 아이들이라도 그 깊숙한 안쪽까지 스스로 관리하는 것은 불가능에 가깝습니다. 스스로 잘 관리할 수 있을 때까지 보호자가 봐주어야 합니다. 아이가 내 손을 떠났을 때에도 스스로 이를 잘 닦을 수 있도록 계속 칫솔질 교육도 해주고요. 달라붙어 앉아서 손잡고 가르쳐야 합니다. 아이에게 완전히 습관으로 몸에 배도록요. 많은 분들이 아다시피, 중학교 2학년이 되면 눈빛이 달라집니다. 부모의 그 어떤 말도 듣지 않는 시기가 옵니다. 그 전에 가르쳐두어야 합니다.

장애가 있는 아이를 키우는 부모님께도 늘 말씀드립니다. 아이가 단순 반복 작업이 가능한 정도라면 다른 건 몰라도 칫솔질은 혼자 완벽하게 할 수 있도록, 칫솔질이 몸에 배도록 습관을 들여놓아야 합니다. 어린 시절 습관으로 칫솔질이 손에 완전히 익게 해주었다면 인생에서 가장 힘든 일 하나를 덜어준 셈입니다. 장애인 치과병원이라는 곳이 있지만 대부분 문제가 발생한 것을 수습해 치료를 하는 곳이며 그 과정도 여러 모로 힘듭니다. 그마저도 추후 관리가 지속되지 못하면 곧 재발해 같은 일을 겪어야 합니다.

칫솔질은 단순 반복입니다. 습관을 만들기 좋은 행동이죠. 칫솔질을 안 하면 잠들 수 없을 정도로 몸에 배게 해주어야 합니다. 제대로 칫솔질만 할 줄 알아도 인생의 큰 부담을 더는 셈입니다. 평생 치아가 아플 일 없고 스케일링 받지 않아도 되는 건강한 인생, 이것만큼 경제적인 교육이 또 있을까요? 올바른 칫솔질은 내 아이가 어른이 되기 전 부모가 줄 수 있는 가장 큰 선물입니다.

치과에서 보호자들이 꼭 해야 할 일

양육 과정의 보호자들에게 그 무엇보다 필요한 것은 '기다림'입니다. 초등학교 1학년 아이가 진료실에 들어옵니다. 몇 살이냐고 물으면 보호자가 대답합니다. 이름이 뭐냐고 해도 보호자가 대답해요. 아이가 말할 틈을 주지 않습니다. 치과 의자에 올라가라고 하면 또 보호자가 와서 얼른 아이를 안아서 앉혀줍니다. 아이 스스로 올라갈 준비를 마쳤는데도요.

많은 보호자들이 자신의 아이가 서툰 모습을 보이는 것을 못 견뎌 하는 것 같습니다. 하지만 서툴고 실수하는 과정을 거치며 아이는 발전합니다. 작은 일이지만 자기 이름을 말하고 스스로 진료 의자에 올라가 앉는 경험은 아이에게 자신감을 심어줍니다. 치과 의사는 기다릴 마음을 충분히 가지고 있는데 왜 보호자는 도리어 아이가 발전할 기회를 빼앗을까요?

기다려야 합니다. 조금 더디고 서툴지만 스스로 해낼 때까지 사랑의 마음으로 팔짱을 끼고 그렇게 지켜봐야 합니다. 가장 훌륭한 부모는 되도록 빨리 아이가 보호자 없이도 혼자 살아갈 수 있도록 만드는 사람입니다.

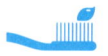

청소년기

중학교 2학년이 치과에 가야 하는 이유

유치, 영구치 가릴 것 없이 씹는 면이 있는 치아는 홈 메우기(실란트)를 해야 합니다. 유치 어금니 씹는 면부터 영구치 어금니 씹는 면까지 순차적으로 계속 해줍니다. 홈 메우기는 한 번 했다고 영구적으로 유지되는 것이 아니기에 주기적으로 관찰하고 손상되었다면 다시 해야 합니다. 마지막 실란트는 윗니 맨 뒤의 어금니일 것이고 아마 중학교 1~2학년 때일 겁니다

치과에 가라고 하면 아픈 곳도 없는데 왜 가야 하느냐고 화를 낼 게 분명한 중학교 2학년들. 그들이 아무리 화를 내도 치과에 데려와야 하는 이유는 그들이 인생을 보다 건강하게 살게 해주기 위해서입니다. 그 나이의 청소년기 학생들은 남녀를 불문하고 참 씻는 것을 싫어합니다. 칫솔질을 안 하는 경우도 많죠. 먹고 마시는 것

은 이제 보호자의 통제를 벗어나 친구들과 어울려 본인들이 결정하기도 합니다. 충치가 새로 생기거나, 초등학생 때 치료받은 부위의 주변부가 다시 썩거나, 염증으로 잇몸이 붓는 일들이 생깁니다.

치과의사의 추가적인 치료 조치나 보호자의 관리 감독 없이 세월이 흐르면 고등학교에 가서 통증이 옵니다. 그제야 많이 썩어버린 충치를 파내고 커다란 금니가 입안에 자리 잡게 됩니다. 처음에는 작은 레진이었다가 이후 금이 되고, 이후 치아를 모두 씌워버린 크라운이 됩니다. 세월이 더 흐르면 신경치료까지 해야 하고 결국 치아를 빼야 할 상황까지 이르게 되기도 하죠.

중학교 2학년이 치과에 가야 하는 이유는 점검을 받고 스스로 관리해 앞으로 자신의 건강을 지켜나갈 교육을 받기 위함입니다. 물론 초등학교 때 해놓은 실란트나 레진이 깨끗하게 잘 유지되고 있는지도 점검해야죠. 그 시기에 정기적으로 치과에 간 사람과 그렇지 않은 사람 사이에는 삶의 질에 있어서 큰 차이가 있을 겁니다. 입안에 충치가 없는 사람은 없습니다. 매일 현미경적으로는 이가 썩고 있어요. 매일 썩어가는 이를 어떻게 매일 원상 복구하느냐, 더 이상 진행되지 않도록 막는가가 관건입니다. 따라서 청소년기에도 치과 정기검진은 필수입니다.

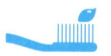

청소년기

청소년기 교정, 치료보다 중요한 것

엄마 손을 잡고 덧니 교정을 하러 온 중3 학생에게 말했습니다. 칫솔질을 깨끗이 해야 교정치료를 할 수 있다고요. 칫솔질이 제대로 되지 않은 상태에서 교정장치를 붙인다면 교정치료 기간 동안 무슨 일이 생길지는 뻔할 테니까요. 교정장치라는 복합한 구조물이 있는 환경이 되면 칫솔질하기가 어려워지는 건 당연한 일입니다.

1월에 처음 검사를 하고 칫솔질부터 가르쳤습니다. 사춘기였으니 물론 말을 고분고분 잘 듣지는 않았지요. 야단치고 다시 가르치고 그렇게 시간이 흐르고 이젠 입안이 건강해져 교정장치를 붙일 수 있게 되었습니다. 그렇게 그해 12월에 교정장치를 붙였습니다.

그 친구는 사춘기 급성장기가 이미 지났기에 치료의 적기가

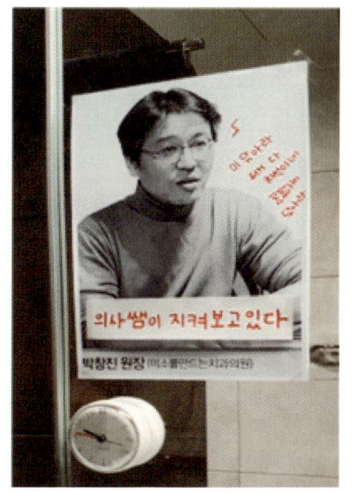

따로 없는 경우였습니다. 올 1월에 하나 다음 해 1월에 하나 치료 방법은 똑같은 거죠. 얼른 교정을 해서 예뻐지고 싶어 하는 아이에게 급한 건 당장의 덧니 교정이 아니라 칫솔질이라고 말해주고 배운 대로 깨끗하게 닦아오게 했습니다.

그렇게 여름이 끝나고 새 학기가 시작될 즈음, 하루는 아이가 와서 자기 스마트폰 속 사진을 보여줬습니다. 구글에서 찾은 제 사진이 붙어 있는, 집 화장실 거울이었어요. 그 사진 위에 빨간 글씨로 '이 닦아라. 저게 다 치석이다. 꼼꼼하게 닦아라' 하고 써놨더군요. "원장님 얼굴 맨날 보면서 이 닦고 있어요." 아이는 그렇게 노력을 하고 석 달 후 드디어 교정장치를 붙였습니다. 아이 엄마는 가지런하고 예뻐진 이빨보다 평생 건강하게 살 습관을 만들어줘서 고맙다며 인사했습니다. 이후 둘째도 제가 교정치료를 했습니다.

교정전문의를 대상으로 강의할 때 늘 이야기합니다. 환자의 구강 위생 상태가 개선되지 않으면 교정장치를 부착하지 말라고요. 그걸 병원의 원칙으로 삼으라고 합니다. 오늘 진단, 오늘 발치, 오늘 교정장치 부착은 바람직한 속도가 아닙니다.

아직도 저희 병원에는 칫솔질을 배우느라 교정치료를 시작하지 못하고 있는 환자들이 많습니다. 그럴 때마다 얘기하죠. "내일이라도 당장 붙일 수 있게 제발 열심히 칫솔질 잘해서 오세요. 저도 돈 좀 벌게요."

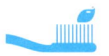

성년기

바람직한
정기검진 기간

충치가 없다는 이야기를 들으면 기분이 매우 좋습니다. 치과에서 충치 없다는 소리를 들었을 뿐인데 100점짜리 시험지를 받은 것 같아요. 그런데 '충치가 없다'라는 말의 의미는 치과의사가 봤을 때, 엑스레이를 판독한 결과로, 파내야 할 만큼 심하게 썩은 충치가 '현재' 없다는 뜻입니다.

눈에 보이지 않는, 조금씩 썩어가고 있는 충치의 개수는 아무도 모르는 것이죠. 그러니 치과 검진의 전제조건을 이렇게 생각하면 좋습니다. 모든 이는 다 썩어 있고, 썩는 중이다. 그 상태가 눈에 보일 정도냐 아니냐 하는 단계의 차이가 있는 것뿐이라고요.

그래서 내 입안 사정을 잘 알고 있는 주치의와 정기적인 검진을 하는 것이 중요합니다. 칫솔질을 포함해 생활습관을 파악하고 다음에 언제쯤 보면 좋을지 치과의사가 판단해야 합니다. 썩은 걸 찾아내기 위해 받는 검진은 이른바 응급상황입니다. 이미 두 번째, 세 번째, 앞으로 치료를 받아야 할, 썩어가고 있는 치아들이 대기하고 있다는 이야기거든요. 그 전에 자신의 상황에 맞는 검진을 미리 받아두어야 합니다. 치과 진료는 썩은 치아를 찾아내는 게 아니라 생활습관을 바꾸는 과정을 검사받는 것입니다. 정기검진에서 치석이 하나도 없다면 치과의사가 할 일이 하나도 없겠죠. 그것이 바로 100점짜리 성적표입니다.

3개월에 한 번씩, 3년간

짧게는 매달, 적어도 3개월에 한 번씩 검진받기를 추천합니다. 칫솔질이 잘 되고 있는지 확인도 하고, 엑스레이를 찍어서 초기 충치 등 문제가 있는 부분들을 확인해가는 과정이 필요합니다. 그런 시간을 거쳐 어느 정도 혼자 '집 청소'를 할 수 있겠다는 판단이 들면 6개월, 1년으로 검진 간격을 늘립니다. 연구 논문에서는 이렇게 면밀하게 3년을 지켜봤을 때 추가적인 충치의 발생이 나타나지 않는다면 앞으로 충치가 생길 확률이 거의 없다고 이야기합니다.

치과 정기검진은 예방에 매우 중요한 부분입니다. 충치와 잇몸질환 예방에 꼭 필요한 절차지요. 이곳저곳 병원을 옮기기보다

이왕이면 같은 치과의사에게 검진받길 권합니다. 단순히 엑스레이만 보는 게 아니고 그 사람의 생활습관, 그동안의 변화 등을 세세하게 살펴봐야 제대로 판단하고 개개인에게 맞는 처방을 해줄 수 있습니다.

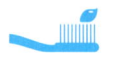

> 성년기

20~30대,
자유분방한 생활 뒤 찾아오는 것들

20대부터는 10대와 차원이 다른 식습관과 생활이 시작되기도 합니다. 술을 마시고, 먹는 시간에 구애를 받지도 않습니다. 급식에서 벗어나 먹고 싶을 때 먹습니다. 종일 먹기도 하고 밤늦게 먹기도 하고요. 때때로 술을 많이 마셔서 구토를 하기도 하고 그렇게 늦게 들어와 그냥 쓰러져 자기도 합니다. 충치는 음식물 속 당분과 산성이 주원인인데 구토를 하면 위산이 역류하니 당연히 치아가 부식되어 충치를 향해 달려갑니다. 이처럼 규제도 억압도 없는 자유분방한 생활은 치아에 치명적인 환경입니다.

강한 산성인 에너지 음료를 물처럼 마시는 경우도 있고 큰 텀블러에 커피를 가득 담아 종일 마시기도 합니다. 당과 산에 삭은 치아는 30, 40대가 되어 증상을 나타내기 시작합니다. 40, 50대 환자의 입안에서 그분들의 20대가 짐작되곤 합니다. 젊은 시절부터 언젠가 내 몸이 아프고 힘들어질 날이 오리라 생각하는 사람은 많지 않습니다. 하지만 매일매일 무엇을 먹고 어떻게 살았는가는 모두 내 몸에 남아 있습니다. 꼼꼼하게 매일 반복한 칫솔질은 내가 미래의 나에게 주는 가장 큰 선물입니다.

20대에 조심해야 할 건 식습관과 생활습관입니다. 내가 입안에 넣고 먹는 것이 나를 만들고 내 건강을 결정합니다. 구토할 때까지 술 드시지 말고요. 아무리 술에 취해도 꼭 양치하고 주무세요.

30대 후반, 본격적인 치과 진료의 시기

이제 시린 곳이 생기기 시작합니다. 아, 이제 내가 나이가 들었나 하면서 자기연민에 빠지기도 하지만 착각입니다. 노화가 아니라 관리를 안 한 세월이 많이 축적되었을 뿐입니다. 정신 차려야 합니다.

아직까지 드러나지 않았을 뿐, 나빠지고 있는 두 번째, 세 번째, 네 번째 치아들이 줄을 서 있을지도 모릅니다. 증상이 느껴졌다면 이미 치과적으로는 '말기'입니다. 그러니 바로 지금부터 관리를 시작해야 합니다. 늦었다고 생각할 때가 가장 빠른 시기라는 말이 있습니다. 충치가 더 이상 진행되지 않도록 칫솔과 치간칫솔, 불소치약을 손에 들어야 합니다. 잇몸 염증이 뼈를 더 이상 녹이

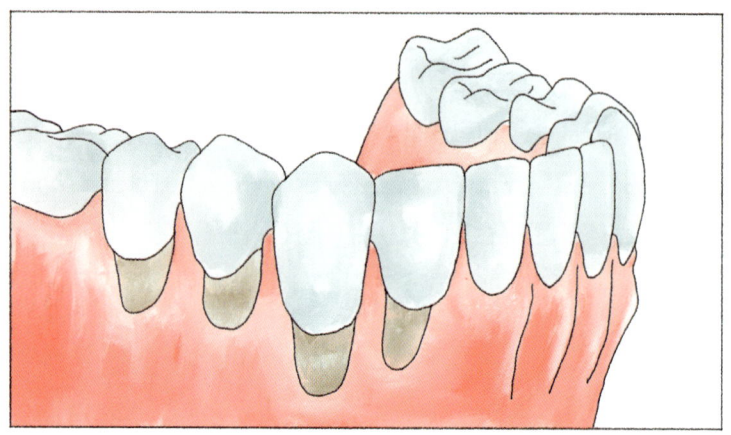

치아의 뿌리가 드러나는 것은 나이가 들었기 때문이 아닙니다. 관리가 안 된 기간이 길어졌기 때문입니다.

지 않도록 칫솔질하고 치간칫솔을 써야 합니다. 그렇지 않으면 40, 50대에 걸쳐서 차례대로 하나씩 내 치아가 없어지는 것을 지켜봐야 할 것입니다.

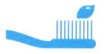

> 성년기

40~50대, 임플란트는 결코 당연한 것이 아닙니다

30대, 충치가 생기고, 잇몸질환으로 뼈가 녹아내리고, 뿌리가 드러나 치아가 시려서 치료를 받았더라도 이후 칫솔과 치간칫솔 그리고 불소치약으로 잘 관리한다면 그리고 정기검진도 잘 받는다면 40대에는 건강한 치아를 유지할 수 있습니다. 칫솔질이 완벽하지 않아 놓친 부분에 쌓인 치석은 스케일링으로 제거해야 할 수도 있겠지만 이후 칫솔질이 개선되면 그마저도 필요 없어질 겁니다.

그런데 안타깝게도 많은 분들이 이러한 건강한 40대를 맞이하지 못합니다. 30대부터 지속적으로 잇몸뼈가 내려가 시린 곳이 늘어나고, 치아와 치아가 맞닿은 자리가 썩고, 예전에 때우고 씌웠던 치아의 안쪽이 썩어 들어가 신경치료를 받습니다. 그렇게 치과 치료를 힘들게 받고 많은 비용을 썼지만 여전히 생활습관, 식

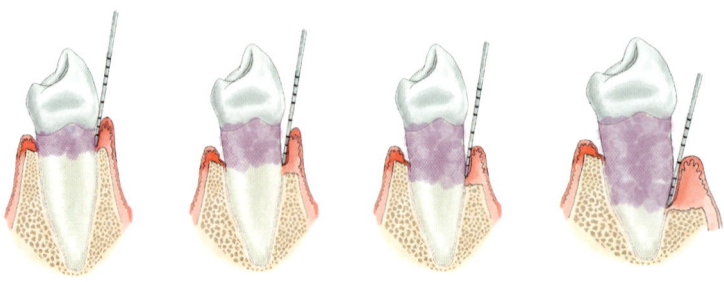

치아와 잇몸 사이가 관리되지 않으면 염증으로 잇몸이 내려가고 잇몸뼈가 녹아 없어지면서 뿌리가 드러나 결국에는 치아가 빠지게 됩니다.

습관, 칫솔질이 달라지지 않았기에 치아 상태도 바뀌지 않습니다. 내 치아가 레진과 금으로 바뀌어가는 동안 내 생활습관이나 양치법에는 달라진 바, 변화가 없기에 똑같은 일을 반복해서 겪게 되는 것입니다.

그래도 포기하기에는 이릅니다. 지금이라도 달라지면 잇몸뼈가 더 이상 내려가지 않도록 할 수 있습니다. 물론 한 번 내려간 잇몸뼈는 슬프게도 다시 올라오지 않습니다. 그래도 잇몸이 더 내려가는 것을 멈출 수 있는 것만 해도 어딘가요. 조금 더 일찍 시작했으면 좋았겠지만 오늘이라도 달라지기 시작하면 인생이 바뀝니다.

어느 조사에 따르면, 탈모보다 치아가 빠질 때 더 큰 정신적 충격을 겪는다고 합니다. 실제로 가끔 치과대학병원에 가면 대기 의자 한구석에 앉아 울고 있는 사람들을 볼 때가 있습니다. 이를 여러 개 빼야 한다는 이야기를 들은 거죠. 눈물 나는 일입니다. 그러니 여러분, 울지 말고 양치합시다. 오늘의 양치가 내일의 치아를 살립니다.

10년 전 당신을 만났더라면

짱짱한 잇몸과 치아로 건강하게 사는 50대도 있지만 잇몸뼈가 내려앉아 결국 임플란트를 하게 되는 50대가 더 많은 것 같습니다. 50~60대 환자분들이 저에게 가장 많이 하는 말이 "선생님을 10년 전에 만났더라면"입니다. 조금 더 일찍 만났다면 물론 더 좋았겠지만 괜찮습니다. 당장 오늘부터라도 달라지면 되니까요. 치간칫솔 쓰고 불소치약 쓰고 SOOD 테크닉으로 양치하면 이후의 삶은 달라질 겁니다.

실제로 50대 이후의 환자분들이 제가 일러드린 지침대로 가장 잘 실천합니다. 만약 젊은 나이였다면 그분들 또한 아직 일어나지 않은 먼 훗날의 이야기라 생각하고 제 말에 공감하지 못했겠지요. 하지만 인생을 50년쯤 살면 자신의 선택에 따른 결과를 몸소 겪고 그동안의 삶에 대한 후회도 생기며, 앞으로의 삶을 대충 가늠해볼 수도 있게 됩니다. 그래서 이 연령대의 환자들은 열심히 노력합니다. 어쩌면 인생이라는 게 다 이렇지 않을까 합니다. 미리 알면 실패를 왜 하겠어요. 어쨌든 오늘이 제일 빠른 날입니다.

임플란트는 잇몸뼈에 인공 뿌리를 심는 겁니다. 나무에 나사

못을 박은 것과 비슷하죠. 원래 뼈와 치아 사이에는 공간이 있고 인대로 치아와 뼈가 연결되어 있습니다. 그 공간의 인대들이 음식을 먹을 때 쫄깃하고 쫀득하고 부드러운 식감을 느끼도록 해줍니다. 그런데 임플란트는 잇몸에 딱 붙어서 움직이지 않아요. 그래서 씹을 때 식감이라는 걸 느낄 수 없습니다. 간혹 칫솔질을 소홀히 하고 치아 관리도 잘 안 하면서 나중에 문제가 생기면 임플란트 하면 되는 거 아니냐고 쉽게 말하는 경우가 있습니다. 그런데 조금 심한 비유를 들어볼까요? 염증이 생긴 손가락을 하나 잘라내고 인공손가락을 끼우자면 그렇게 할 수 있을까요? 임플란트는 망가진 치아를 치료하는 게 아닙니다. 또한 임플란트는 치아를 복원해주는 마법이 아닙니다. 아무리 내 치아와 비슷하게 생겼다고 해도 내 치아가 아닌 겁니다. 의수나 의족 같은 것이죠. 내 자연치아를 대체할 수 있는 것은 세상에 아무것도 없습니다.

 게다가 임플란트 주변에 염증이 생기면 내 치아 때보다 훨씬 더 급속하게 염증이 진행됩니다. 임플란트를 하는 그 순간부터 더 철저한 관리가 필요한 이유입니다. 염증으로 결국 임플란트를 뽑는 분들도 많습니다. 그러니 두 번째 임플란트가 생기지 않도록 정신을 바짝 차려야 합니다. 임플란트에 대한 이야기는 뒤에서 더욱 자세히 하겠습니다.

노년기

늙어서 잇몸뼈가 내려앉는다는 착각

"선생님, 이가 시려요. 치아도 노화를 피할 수는 없나 봐요."

생각 없이 찬물을 벌컥벌컥 마시다가 깜짝 놀라고, 더 이상 '얼죽아'(얼어 죽어도 아이스 아메리카노)로 살 수 없을 때 치과를 찾습니다. 시린이를 부여잡고 오는 환자들 대부분은 '노화'를 전제로 스스로 진단합니다. 그런데 정말 노화 때문일까요?

어느 날 80대 초반의 부부가 치과에 오셨습니다. 할아버지 검진에 할머니도 동행하셨어요. 당장 급한 증상이 있어서는 아니었고 전체적인 치아 상태 검진을 제대로 받아보고 싶어 병원에 예약하고 오래 기다려 찾아 오신 겁니다. 우선 입안을 살폈습니다. 아주 깨끗했어요. 혹시 모르니 엑스레이도 찍었습니다. 놀랍게도 엑스레이에 나타나는 잇몸뼈가 젊은이의 것과 다르지 않았어요.

"어떻게 이렇게 관리를 잘 하셨어요. 정말 깨끗하네요."

칭찬을 해드리니 흐뭇해 하셨습니다. 그런데 옆에 있는 할머니가 입을 삐죽이며 말씀하시는 거예요.

"아이고. 젊은 시절부터 자기 몸을 엄청 위해서 칫솔질을 어찌나 오래 하는지. 한 번에 30분씩 이를 닦았어요."

못 말린다는 듯 살짝 눈을 흘기면서 이야기하시는데 할아버지는 할머니 타박은 듣는 둥 마는 둥 기분이 무척 좋아 보였습니다. 젊은 사람보다 더 깨끗하고 건강하다는 이야기에 안심하신 거죠. 툭탁거려도 함께 치과 검진을 받으러 다니는 귀여운 두 어르신이었습니다. 이처럼 잇몸뼈는 노화와 큰 연관이 없습니다. 나이 먹는다고 내려앉지 않아요. 1940년대 미국의 어느 의사가 이런 말을 했습니다. "**잇몸질환이 피할 수 없는 노화의 한 과정이라는 잘못된 생각을 빨리 버려라.**" 그분은 잇몸질환이 노화 때문이라는 오해를 바로잡는 게 잇몸 건강에 있어 가장 응급한 일이라고 주장했어요.

그렇다면 왜 젊어서는 시리지 않던 이가 중년이 되면 시리기 시작하냐고 반문하는 분들이 많이 있을 것입니다. 답은 10대, 20대 때 제대로 닦지 않은 결과물들이 차곡차곡 쌓여 지금의 치아 상황을 만들었기 때문이라는 것입니다. 다시 말해 중년이 되어 노화된 치아가 갑자기 시린 게 아니라 그동안 잘못된 습관의 결과물로 축적된 것들이 세월이 흐르며 슬슬 본색을 드러내는 겁니다.

오늘 이를 닦지 않으면 세균이 사라지지 않고 자리를 잡습니다. 내일이 됐어요. 또 닦지 않아요. 더 많은 세균이 몰려들어요. 그렇게 하루하루, 한 달, 두 달, 1년, 2년… 세균 마을은 영토를 넓히고 잇몸까지 침투해 뼈를 녹입니다. 세균 마을 주민들은 큰 욕심을 부리지 않습니다. 천천히 개발을 하죠. 그렇게 세균 마을이 확장하는 데 10년, 20년 정도 걸려요. 그렇게 조금씩 파헤쳐지면서 잇몸이 망가지고, 치아의 뿌리가 드러나 시린 증상을 느끼면, 그제야 치과를 찾는 겁니다. 이것이 바로 잇몸질환이 청년에게는 잘 없고 중년에게는 있는 이유입니다.

청소년 시기에는 잇몸에 염증이 있더라도 잇몸뼈까지 심하게 망가져서 치과에 오진 않습니다. 설사 잇몸뼈가 망가졌다 하더라도 성장 중이기 때문에 손상된 잇몸뼈가 다시 만들어지기도 합니다. 하지만 성인이 되면 잇몸뼈가 재생되지 않습니다. 그러니까 성인이 되면서부터는 정말 마음을 다잡고 본격적으로 관리해야 합니다. 오솔길에 두 갈래 길이 있습니다. 칫솔질을 제대로 완벽하게 해서 평생 건강한 잇몸으로 살아가는 길, 이를 닦지 않거나 잘못된 칫솔질로 세균을 키워 종국에 잇몸질환을 만들고야 마는 길. 어느 길을 택할지는 자신의 선택일 것입니다.

스무 살이라는 나이에는 대부분 후자의 길로 들어서기 십상입니다. 청춘이 그렇지 않습니까? 언젠가 늙을 수도 있다는 걸 상상하지 못하고 평생 젊음이 지속될 거 같잖아요. 내일이 없는 것처럼 살아가는 그 시절을 보내고 서른이 되면 좀 달라질까요? 스무 살 무렵과는 좀 다르겠지만 그렇다고 자신의 건강에 대해 진지하게 고민하고 돌아볼 여유가 30대에는 아직 없습니다. 사회에서 자리 잡기 위해 고군분투하느라 정신이 없거든요. 그렇게 살다가 어느 날 마흔이 되고 무심코 찬물을 한 컵 마셨는데 으악 비명이 나오는 겁니다. 하지만 한 번 사라진 잇몸뼈는 다시 생기지 않습니다. 지나가버린 시간과 같아요. 절대로 절대로 돌아오지 않아요. 그래도 다행인 건 시간은 무슨 수를 써도 막을 수 없지만 잇몸뼈는 잘 관리하면 평생 함께 갈 수 있다는 거죠.

잇몸의 세균은 염증 상태의 잇몸 안쪽에서 혈관 속으로 들어갑니다. 혈관을 따라 온몸으로 잇몸 염증의 원인 세균과 염증 물질이 퍼져 나갑니다. 치매와 뇌졸중, 심장질환, 당뇨병, 고혈압, 관절염, 성기능 저하 모두 잇몸질환과 연관성이 있어요. 죽을 때까지 건강하게 살고 싶다면 가장 먼저 해야 하는 건 칫솔질입니다. 칫솔질이 평생의 건강을 좌우해요. 이걸 빨리 깨닫고 당장 오늘부터 칫솔질을 하는 당신이 성공하는 겁니다. 내일의 내 잇몸뼈를 위해 오늘부터 관리하세요. 그렇게 하지 않으면 지금 멀쩡해도 20년 후 그 결과물이 반드시 당신을 괴롭히게 될 겁니다.

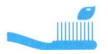

> 노년기

입가에 침이 고인다면 안 좋은 신호일까?

언제부터가 노년일까요? 사람마다 노화의 속도나 관리의 정도가 달라 기준을 잡기 조금 애매합니다. 그런데 이가 흔들려 빠지는 건 노화와 아무런 상관이 없습니다. 70세 혹은 80세라도 관리가 잘 되어 있으면 문제없이 평생 자연치아로 살 수 있죠. 나이 먹으면서 문제가 생기는 건 관리되지 않은 세월이 누적된 탓입니다.

노화가 구강 건강에 영향을 미치는 곳 중 하나는 침샘입니다. 침샘 속 세포가 노화되면서 기능이 떨어지게 되죠. 입술 양 끝에 하얀 거품이 끼는 것도 침샘의 노화 때문입니다. 거품이 생긴다는 건 침의 점도가 올라갔다는 이야기죠. 나이를 먹을수록 타액의 양이 줄고 입이 자꾸 말라요. 치아 관리가 더 힘들어지는 것입니다. 식사를 마치고 바로 그릇을 가져가 물을 콸콸 틀어 담가놓으면 이

물질이 잘 씻깁니다. 하지만 물 없이 두면 음식물이 바싹 말라붙어서 잘 안 떨어지죠. 같은 이치입니다. 침이 있어야 치아에 음식물이 잘 안 붙고 붙었던 것도 잘 떨어지는데, 타액이 적어지니 마른 채 붙어 있게 되고, 염증을 유발하고, 입안에 균도 많이 살게 됩니다. 자연스럽게 입병이 자주 나고요.

치아로 노화를 알 순 없지만 입가에 그냥 침이 아니라 하얀 거품 같은 침이 고인다면 그때부터 노년기라고 생각하고 더 잘 관리해야 합니다. 쓰고 있는 치약에 입을 마르게 하는 성분이 있는지도 확인하고요. 치약 안의 거품 성분인 계면활성제 중 일부가 입을 마르게 한다고 합니다. 이를 닦고 주스나 귤 등을 먹었을 때 맛이 이상하다거나 거품이 너무 많이 나는 치약에는 안 좋은 성분의 계면활성제가 들어 있다고 보는 게 맞습니다. 입이 많이 마른다면 인공타액을 적절히 사용하는 것도 방법이 됩니다. 인공타액은 약국에서 판매하고 있습니다. 이뇨 작용을 하는 커피나 차가 아닌 물을 자주 마시는 것도 도움이 됩니다. 맹물이 건강에 가장 큰 도움이 됩니다.

구강건조증은 충치나 잇몸질환을 불러옵니다. 입안이 자꾸 마른다면 훨씬 더 꼼꼼하게 칫솔질을 해야 합니다. 거품이 덜 나는 치약으로요. 연세 드신 분들은 치아의 머리 부분에 생기는 충치보다 뿌리 부분에 생기는 충치가 훨씬 더 많습니다. 치아의 뿌리는 머리보다 훨씬 약하고요. 하지만 치아뿌리 부분에도 불소를 계속 투입하면 원래대로 단단해질 수 있습니다. 시린이는 불소가 들어간 치약으로 잘 닦으세요. 노년의 치아 관리법이 특별히 다르지 않습니다. 불소치약으로 잇몸과 치아의 경계면을 꼼꼼하게 닦는 것, SOOD 테크닉의 기본을 지키는 것입니다. 이렇게 한 달만 관리해도 확연히 달라진 치아를 느낄 수 있습니다.

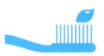

노년기

틀니는 치약으로 닦으면 다 망가져요

틀니는 잇몸살을 잡고 있는 가짜 이빨, 의치입니다. 살을 타고 올라가 있게 만든 구조라 씹을 때마다 살이 눌려서 딱딱한 총각김치 같은 음식을 씹는 데 어려움이 있을 수밖에 없습니다. 치과의사들은 보통 틀니를 아주 크고 넓게 만들어주는데 그 이유는 넓은 면적으로 힘을 분산시키기 위해서입니다. 좁은 면적에 힘이 집중되면 남아 있는 잇몸뼈가 녹아 없어질 수 있어 일부러 큼직하게 만듭니다. 그래서 틀니를 처음 입에 넣으면 불편합니다. 틀니를 잘 맞추신 어르신들이 이후 사용하면서 여기저기가 눌린다며 틀니를 좀 잘라달라고 찾아오시곤 합니다. 하지만 좀 아프고 불편하더라도 적응해보시는 것을 더 권합니다. 틀니를 편하게 맞추었다는 것은 힘의 분산이 일어나는 부분을 없애버렸다는 의미이기에 결국 잇몸뼈를 지속적으로 망가뜨리게 됩니다. 그러니까 틀니는 클수록 좋습니다.

틀니 역시 잘 닦아서 관리해야 하는데 한 번 만든 걸로 평생 쓸 수는 없습니다. 잇몸뼈와 살의 모양이 지속적으로 바뀌기 때문에, 사용 도중 수정해야 하고 또 필요하면 새로 만들어야 합니다. 그래도 틀니를 가지고 있는 동안 최대한 관리를 잘 해야겠죠. 틀니를 닦을 때 주의해야 할 사항은 다음과 같습니다.

첫째, 떨어뜨리지 않도록 주의해야 합니다. 틀니는 화장실 바닥에 떨어뜨리면 깨지거든요. 세면대 앞에 서서 조심스럽게 세면대에 물을 채운 후 그 물속에 틀니를 넣고 문질러 닦습니다. 그래야 깨뜨리지 않고 잘 닦을 수 있습니다.

둘째, 틀니를 치약으로 닦으면 안 됩니다. 치약에는 아주 미세한 돌가루 같은 연마제가 들어 있어서 틀니가 닳습니다. 지금부터라도 관리를 잘 해보겠다고 틀니를 열심히 닦은 분들 중 틀니가 깎여 치과를 찾는 경우가 많습니다. 치약보다는 주방세제로 닦는 것을 추천합니다. 틀니는 입속에 들어가는 숟가락과 다르지 않으니 치약보다 식기나 숟가락을 닦는 세제로 닦는 게 훨씬 낫습니다. 젖병 닦는 세제도 괜찮습니다. 하지만 뭐니뭐니해도 틀니세정제가 가장 좋습니다. 물에 틀니세정제를 넣고 틀니를 넣으면 기포가 올라오면서 세균이나 치석 등을 제거해줍니다.

넷째, 틀니 관리에서 또 중요한 한 가지는, 전체 틀니가 아닌 부분 틀니를 사용 중이라면 그래도 아직 남아 있는 내 치아를 열심히 닦아야 한다는 점입니다. 틀니를 전용 세정제에 담가둔 동안 남은 내 치아를 열심히 칫솔질하는 겁니다. 그 치아들이 건강하게 있어야 틀니가 잘 붙어 있고 그래야 음식도 잘 씹을 수 있는 거니까요. 틀니보다 중요한 건 남아 있는 내 치아입니다.

2부

그래도 치과에 가야 한다면

관리 편

5장

치과 진료 전
알아두어야 할 상식

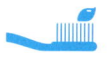

왜 치과마다 충치 개수가 다를까?

치과에 가야 하는 질병은 크게 2가지로 나뉩니다. 치아 자체에 문제가 생기는 병인 충치, 그리고 치아가 아닌 치아를 붙들고 있는 주변 조직에 문제가 생기는 잇몸질환입니다. 충치는 치아의 딱딱한 조직에서 칼슘이 빠져나와 이가 푸석해지는 현상입니다. 초기에는 현미경적으로 시작하지만 칼슘이 빠지고, 빠지고, 더 빠지면서 치아 표면이 부스러지고 무너져 구멍이 뚫립니다. 그 자리에 때가 끼면 까맣게 변하는데 우리는 그걸 충치라고 이야기하죠. 그래서 보통 충치는 까맣다고 생각하는데 때가 끼지 않아 까맣지 않고 구멍만 난 경우도 있습니다.

충치는 단계별로 진행되기 때문에 진행 정도에 따라 치료 방법이 꽤 많이 달라집니다. 환자의 습관과 관리 정도에 따라 충치의 진행 속도도 천차만별입니다. 때문에 딱 어디서부터 충치다,라고 정하고 치료의 기준을 잡기가 아주 모호합니다. 집 앞 치과에 갔더니 충치가 3개라고 하고 길 건너 치과에서는 충치가 20개라고 하는 차이가 생기는 이유입니다.

분명히 얼마 전까지만 해도 괜찮다고 했는데, 이번에 갔더니 치료 시기를 놓쳤다며 치과의사가 화를 냅니다. 혹은 아직 아프지도 않은데 충치 치료를 시작하라고 하는 치과의사가 영 못 미덥기도 합니다. 후자의 경우 치과의사 입장에서는 환자의 생활습관이나 관리 방법에 대한 정확한 데이터가 없는 상황이니 충치가 생긴 부분을 그저 지켜보는 게 의미없다고 생각했을 수 있습니다. 3개월 후에 반드시 다시 검진을 올 사람이라고 생각했다면 잘 관리해서 이후 상황을 다시 보자고 했겠지만, 치과에 다시 안 올 게 뻔해 보인다면 치아가 더 상하기 전에 치료를 하는 게 낫다고 판단했을 겁니다. 또 검증할 수는 없지만 스스로 관리를 잘한다니 환자 말을 믿고 다음 기회로 치료를 미뤘을 수도 있고요. 치아의 강도, 잇몸의 건강 상태, 진행 속도, 관리 방법 등에 따라 정말 충치로 발전하기까지 수많은 경우의 수들이 생깁니다.

어쩌다 한 번 찾아간 치과에서 정확한 충치의 수를 알아내고 그에 딱 맞는 치료를 받는 건 불가능에 가깝습니다. 증상이 없다고 치과에 가지 않는 건 어리석은 일입니다. 충치 초기, 썩은 치아가 더 썩지 않도록 진행을 막을 방법이 충분히 있습니다. 썩기 시작했다면 무엇보다도 그걸 멈추는 게 가장 좋습니다. 인공물질로 때워

넣으면서 치료할 수도 있겠지만 그보다 더 좋은 건 내 자연치아를 잘 관리해 사용하는 것입니다. 그러니 이 단계에서는 무조건 정기적으로 치과에 꼬박꼬박 가는 것이 좋습니다. 그러려면 방문하는 치과를 정해놓는 것이 편하겠지요. 내 치아 상태의 변화를 정기적으로 확인해줄 수 있는 주치의가 필요합니다. 치과 정기검진과 치과 주치의는 우리 삶에서 필수적으로 꼭 필요한 부분이라는 사실을 인지하면 좋겠습니다.

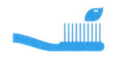

과잉진료 없는
'진짜 좋은' 치과의사 찾는 법

　모든 진료과목이 그렇지만 특히 치과는 평생에 걸쳐 내 치아를 제대로 지켜줄 사람을 찾는 것이 중요한 영역입니다. 치아에 문제가 생긴 후 임플란트 잘 심는 사람을 찾는 것은 그리 현명하다고 할 수 없습니다. 뒤늦게 크라운 싸게 하는 곳을 찾아다니는 것도 마찬가지입니다. 임플란트나 크라운을 하지 않도록, 자연치아를 지켜줄 치과의사를 미리미리 찾아보세요. 가장 좋은 건 아이가 어릴 때 주치의 선생님을 찾아놓는 것입니다. 치과의사와 함께 아이의 성장을 지켜보는 것이죠. 성장하면서 적절하게 올바른 관리방법을 교육받고 정기적으로 방문해 필요한 치료적 도움을 얻는다면 아이는 평생 자신의 건강한 치아로 살아갈 수 있습니다. 부모가 해줄 수 있는 아주 좋은 선물이죠.

아쉽게도 그런 주치의를 못 만난 채 성인이 되었다면 지금이라도 나에게 맞는 좋은 의사를 찾기 위해 노력해야 합니다. 주치의를 찾기로 결정했다면 여기저기 광고나 SNS의 후기를 살펴볼 게 아니고 직접 가서 진료를 한 번 받아보고 이야기도 나눠봅니다. 메신저로는 이야기가 엄청나게 잘 통하는 것 같았는데 막상 만나니 어쩐지 불편한 사람이 있잖아요. 평생을 만나야 하는 사이인데 나와 결이 맞는지, 소통이 잘 되는지도 직접 만나보아야 알 수 있습니다. 말 몇 마디만 나눠보면 금방 알 수 있습니다. 치료할 게 많다며 어떻게든 돈이 되는 쪽으로 유도하는 치과의사도 있을 테고, 그동안 잘 관리해온 것 같지만 아쉽게도 부족한 곳이 있으니 보완해본 뒤 다시 만나자고 이야기해주는 치과의사도 있을 겁니다. 필요한 치료는 치과의사로서 강력하게 주장해 설득하려는 태도도 필요하고, 환자가 건강하게 살아가도록 여러 가지 조언과 교육을 해주는 모습도 필요합니다. 설명을 잘 해주는 의사가 높은 확률로 좋은 의사입니다. 그러려면 아프기 전에 치과에 가봐야겠죠. 아플 때는 당장 치료가 급하니까 알아볼 겨를이 없습니다. 한가하고 별일 없을 때 놀러 가듯이 치과에 가보세요.

치아 검진은 아파야 받는 것으로 오해하는 경우가 많은데 검진은 아프기 전 건강 상태를 살피는 일입니다. 증상이 없을 때 받는 것이 검진입니다. 건강검진처럼요. 제 진료실에는 아프고 시린 증상 등이 없지만 단지 칫솔질을 제대로 했는지 정기적으로 검진받으러 오는 분들이 대부분입니다. 병원에 입원하면 의사의 도움

없이 혼자 건강하게 살 수 있을 때 퇴원을 시킵니다. 마찬가지로 칫솔질을 제대로 하면 퇴원입니다. 퇴원한 분들은 평생 치아에 병이 생기지 않습니다. 치석도 더 이상 생기지 않습니다. 더 이상 치과의사가 필요 없는 치아가 됩니다. 고쳐주는 의사가 아니라 낫게 해주는 의사를 찾아야 합니다. 그러려면 아직 아프지 않을 때 시간을 내서, 여유 있을 때, 나만의 주치의를 찾아 치과를 방문해야 합니다. 지금 내 치아 상태를 얼마나 친절하게 설명해주는지, 치과에 오지 않고도 잘 살 수 있도록 잘 가르쳐주는지 살펴봅니다.

'빨리'와 '싸게'를 걸러야 하는 이유

몇 년 전 환자에게 치료비를 받고 잠적한 한 치과의사에 관한 기사로 세간이 떠들썩했습니다. 이른바 '먹튀' 의사로, 이미 비싼 치료비를 지불한 피해자들이 많았습니다. 피해자는 교정치료를 받던 초등학생 어린이, 직장인, 임플란트 치료 중인 어르신들까지 다양했습니다. 제 짐작에 그 치과의사는 그럴듯한 치과처럼 보이도록 장비도 사고 사전 작업을 했을 겁니다. 처음부터 먹튀를 할 작정으로요. 피해자들은 그런 곳에 잘못 걸려들어간 거죠. 그렇다면 환자들은 왜 그 치과를 선택했을까요?

의사가 환자를 보는 시간은 하루 8시간 정도입니다. 8시간 안에 몇 명의 환자를 보느냐에 따라 수입이 결정되죠. 하지만 치료는 박리다매가 안 됩니다. 상식적인 이야기죠. 치과 진료 서비스를 싸게, 많이 판다는 건 어불성설입니다. '싼 게 비지떡'이라는 속담처럼 싼 가격만 어필하는 치과라면 일단 의심해야 합니다. 블로그에 누군가 후기를 남겼다고요? 생각해봅시다. 실제로 좋은 원장님을 만나 치과 치료를 잘 받았다고 칩시다. 치료를 마치고 집에 돌아와 블로그에 사진 수십 장을 붙여가며 길게 후기를, 스스로 남기게 되나요? 치료를 잘 받아 좋은 경험을 한 분들은 도리어 자신이 다니는 치과가 유명해지는 걸 좋아하지 않습니다. 진료 예약만 힘들어질 테니까요. 가족이나 친한 사람들에게만 조심스럽게 알려줄 겁니다. 그러니 정작 좋은 병원은 블로그에 등장하지 않을 확률이 높습니다. 치과의사가 치료비를 낮추는 것만으로 환자가 찾아가지 않는다는 사실을 똑똑한 소비자가 알려줄 수 있으면 좋겠습니다. 그래야 환자를 속여 먹튀하는 사람들이 사라질 테니까요. 이런 먹튀는 법으로 미리 예방할 방법이 마땅치 않습니다. 또 이미 지불한 치료비를 돌려받기도 매우 어렵습니다.

처음부터 자신에게 맞는, 신뢰할 수 있는 치과의사를 찾는 일은 치료를 시작하는 일보다 중요합니다. 이미 입안에 교정장치가 붙어 있고, 임플란트가 심어져 있는데 그 상태가 좋지 않다면 다시 처음부터 시작해야 합니다. 깨끗한 상태에서 치료하는 것보다 치료가 더 복잡하고 어려워지죠. 다른 어딘가에서 다시 치료를 받는다면 그 치료비는 당연히 더 높아질 것입니다.

물건 하나를 사도 가격 비교를 하고 제품의 질을 따집니다. 임플란트는 수술이고 교정은 입안의 치아 위치를 전부 바꾸는 대공사인데, 광고를 보고, 혹은 싸다는 말에 병원을 선택하는 건 위험한 일입니다. 조금 시간이 걸리더라도 여러 치과를 찾아가보는 것이 좋습니다. 돈 벌 작정으로 진료를 하는 곳인지, 광고만 번드르르한 곳인지, 집에 돌아가 고민하고 판단해보아야 합니다. 인생에 있어 정말 중요한 일이고, 교정의 경우 적어도 2년, 짧지 않은 시간이 드는 일인데 여러 의사들과 충분히 이야기를 나누고 고민한 다음에 결정해도 늦지 않습니다. 의사와 병원을 고를 때 '빨리'와 '싸게'는 꼭 피하세요.

치과의사의 치중진담

이런 병원은 믿고 거르세요.
- ✓ 온라인 커뮤니티에 과도하게 경력을 광고하는 병원
- ✓ 식약처 허가 등을 병기해 소비자로 하여금 추가적인 기대감을 유도하는 광고를 하는 병원
- ✓ 특별한 수술 방법, 특별한 장치, 자신들만의 특별한 첨단기술이 있는 것처럼 호도하는 병원
- ✓ 과장된 진료비 할인 광고를 하는 병원

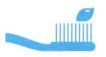

치과의사처럼
치아 엑스레이 사진 보기

충치가 얼마나 진행됐는지 가장 확실하게 아는 방법은 치아를 파보는 겁니다. 그 범위와 깊이가 눈에 보이지 않기에 손상된 부위를 제거해가면서 직접 보는 것이 가장 확실하죠. 충치는 확실한데 어느 정도 깊이까지 진행이 됐는지, 범위가 어느 정도인지를 눈으로 가늠할 수 없습니다. 이럴 때 엑스레이를 찍습니다. 그런데 엑스레이에 충치 진행이나 범위가 적나라하게 찍혀 나오는 게 아닙니다. 엑스레이는 진단의 보조도구일 뿐이거든요. 100% 확실한 확인이 불가능합니다. 충치가 가장 잘 보이는 종류의 엑스레이에서도 치아 손상이 50% 이상 진행되어야 나타납니다.

다만 치과의사는 환자의 구강상태와 진료 기록을 근거로 오늘 촬영된 엑스레이를 해석합니다. 이런 습관으로 이 정도 관리하는 환자라면 6개월 후에 봐도 되겠다든지, 당장 치료를 해야 한다든지 하는 결정을 내리는 거죠.

모든 사람의 치아에는 현미경으로 봐야 보이는 충치가 있습니다. 아무리 관리를 잘 해도 이와 이 사이, 때운 곳이나 씌운 치아 주변의 보이지 않는 자리 등 우리가 미처 생각지 못한 곳에서 충치는 지금도 진행 중입니다. 치과의사는 엑스레이 자체만을 판독한다기보다 환자의 삶의 패턴을 해석해 엑스레이를 분석하고 그걸 토대로 치료 방향을 잡습니다.

현재 엑스레이에서 확인 가능한 충치가 없다는 건 50~100% 망가진 치아가 없다는 겁니다. 달리 말하면 0~49%까지 진행된 충치들은 입안에 존재하고 있다는 말입니다. 이 충치들이 50%를 넘지 않도록 적극적으로 조치를 취해야 합니다. 음식을 조절하고 불소를 이용해 잘 닦아 더 나빠지지 않도록 하는 것이죠.

치과에 정기검진을 갔습니다. 엑스레이를 찍었는데 충치가 보이지 않는다고 합니다. 이건 정말 충치가 없을 수도, 40% 진행된 충치가 있을 수도 있다는 의미입니다. 아직 50%를 넘지 않았을 뿐이죠. 엑스레이에서 깨끗하니 다음에 보자는 이야기를 들었다면 집으로 돌아와 이 책에 쓰여 있는 예방법대로 관리합니다. 그리고 수개월 후 꼭 다시 치과를 방문해 엑스레이를 찍어보는 것이 좋습니다.

치아 사진의 종류

치과에서 찍는 치아 사진은 그 종류가 다양합니다. 각각의 목적이 있죠. 기계가 머리 주위로 돌아가면서 전체 사진을 찍는 걸 '파노라마'라고 합니다. 일종의 단층 촬영이죠. 전체적인 상황을 쭉 볼 수 있어요. 환자의 턱뼈 생김, 뿌리 배열, 잇몸뼈 높이, 턱관절 등 대략적 풍경을 봅니다. 아주 심한 상태가 아니라면 파노라마 사진만으로 충치를 찾기는 힘듭니다.

파노라마로는 전체적인 분위기를 파악하고 좀 더 정확하게 진단하기 위해 추가적인 엑스레이 사진을 찍습니다. 물론 엑스레이가 모든 걸 다 보여주지 않지만 보다 정확하게 보려면 입안에 필름을 넣어 치아에 밀착시킨 후 찍는 엑스레이 사진이 도움이 됩니다. 즉 파노라마로 전체 구조를 파악하고 의심이 가는 필요한 부분에 밀착 사진을 찍는 식입니다.

엑스레이 사진 읽는 법

엑스레이 사진 보는 법을 간단하게 알면 자신의 치아 상태 파악에 도움이 될 겁니다. 우선 엑스레이 사진에서 하얀색으로 된 곳은 엑스레이가 지나가지 못하는 부분입니다. 주로 내 치아가 아닌, 인공물질로 때운 부분이라고 보면 됩니다. 그리고 회색으로 되어

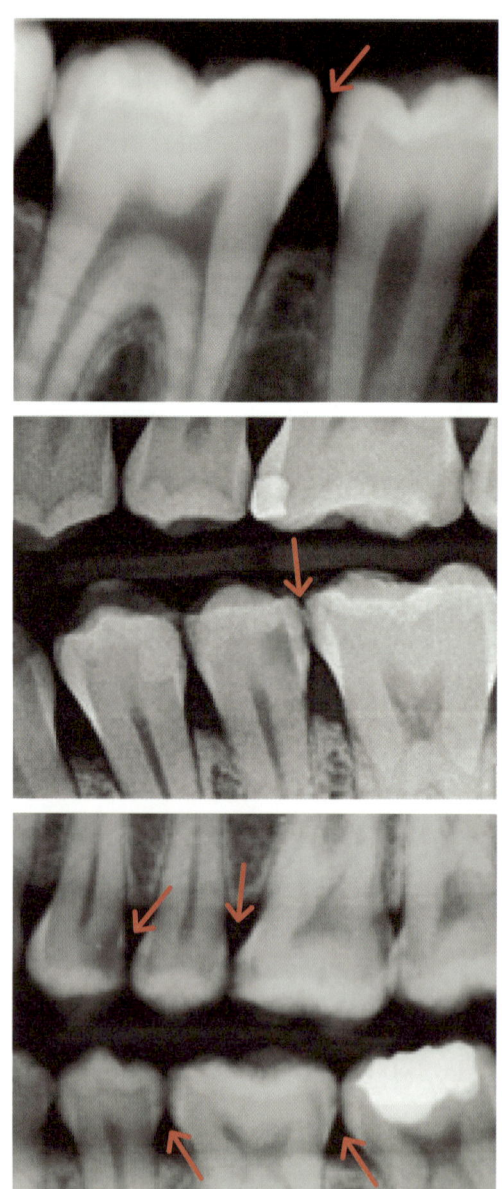

치아와 치아가 만나는 부분의 검은색(사진 속 화살표)이 충치입니다.

있는 곳은 뼈나 치아 같은 딱딱한 구조물이죠. 까만 부분은 빈 공간인데 치아와 치아 사이에 까만 공간이 보인다면 잇몸뼈가 조금 내려간 상태라는 뜻입니다. 치아 표면에 까만 공간이 보인다면 충치라는 의미입니다. 만약 뿌리 부분의 뼈에 그 까만 공간이 보인다면 그 공간에는 고름이 차 있을 확률이 높습니다. 치아가 많이 썩어서 신경에 염증이 생겨 고름이 잡힌 거죠.

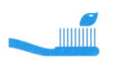# 충치 치료, 무엇으로 어떻게 하나?

　누구나 예방이 중요하다는 사실을 알고 있습니다. 예방을 통해 질병에서 자유롭다면 치료는 불필요할 테니까요. 그런데 치과에서 말하는 치료란 도대체 뭘까요? 제가 진료실에서 "여기 보이는 까만색이 충치입니다"라고 말씀드리면 대부분 "그럼, 치료를 해야 하나요?" 하고 물어봅니다. 그러면 제가 다시 이렇게 질문하죠. "치료라는 게 뭘까요?" 그러면 이런 답이 돌아오죠. "레진이나 금으로 때우는 거 아닌가요?"

　흔히들 치과 치료라고 할 때 손상된 부분을 제거하고 그 부분을 인공물질로 대체하는 과정을 가리킵니다. 팔이 없으면 의수로 대체합니다. 다리를 잃으면 의족으로 대체합니다. 마찬가지로 치아를 잃으면 의치로 대체합니다. 그런데 내 몸의 일부를 인공물질로 대체하는 과정을 진정한 치료라고 할 수 있을까요? 충치가 생긴 치아를 때우는 것은 질병 상태 즉 충치가 생기기 이전의 온전한 상태로 되돌리는 것이 아니라 인공물질로 대체하는 것이기 때문입니다. '치료'라는 단어를 '수복'이나 '복구', 인공물질로의 '대체'라는 용어로 바꾸어야 더 정확할 것입니다. 물론 치아가 더 이상 손상되지 않도록 이러한 수복, 복구하는 과정도 중요하지만 어떻게 해도 원래의 상태로 되돌릴 수 있는 것은 아니기에 그 지경까지 가지 않도록 예방하는 것이 최선이라는 의미에서 드리는 말씀입니다.

엑스레이 사진으로 발견할 수 있는 가장 작은 충치, 초기 충치는 필름을 입안에 넣어 치아에 밀착시킨 후 찍었을 때 나타납니다. 그런데 앞서 설명한 바와 같이, 이 정밀한 엑스레이 사진에 충치가 나타나려면 치아 무기질의 최소 50%에서 손실이 일어나야 합니다. 다시 말해 모든 충치가 엑스레이 사진에 나타나는 것은 아니며, 엑스레이 사진에 충치가 보인다면 이미 심각한 상황이라는 의미입니다.

만일 엑스레이에서 충치가 확인되는 상황이라면 치과의사의 적극적인 도움을 받아야 합니다. 충치로 손상된 부분을 제거해야 추가적인 진행을 막을 수 있으니까요. 하지만 이때 여러분이 가장 듣기 싫어하는, 그 치과 드릴 소리를 듣게 되는 것입니다.

치아 수복의 재료

치료 방법은 충치로 인한 손상의 범위에 따라 달라집니다. 만일 손상 부위가 적다면 보통 '레진'이라고 부르는 고분자화합물 즉 플라스틱 계열의 재료로 손상된 부분을 즉시 복구합니다. 치아 색과 동일해서 보기에 좋죠. 하지만 범위가 크다면 수복한 재료 자체가 씹는 힘을 버텨야 하기에 다른 재료가 필요할 수도 있습니다. '금 합금', '세라믹' 등의 재료를 선택할 수 있습니다. 재료의 종류는 치과의사가 치료의 범위와 상태에 따라 선택하는 것이 맞습니다. 각 재료마다 장단점이 모두 있으며 특정 재료가 우수하다고 단정적으로 이야기할 수는 없습니다.

만일 충치의 범위가 너무 크다면 때울 수 없을 수도 있습니다. 이러한 경우는 치아 위로 통째로 덧씌워야 합니다. 이를 보통 '크라운'이라고 부릅니다. 왕관이죠. 그동안의 치아 관리에 문제가 많았다고, 앞으로는 달라져야 한다고 씌워주는 왕관입니다. 크라운 역시 금 합금, 세라믹, 지르코니아 등 다양한 재료를 사용합니다. 이 역시 상태에 따라 치과의사가 그 재료를 결정하는 게 맞습니다. 만일 색깔이나 비용 등 환자가 선택할 수 있는 범위가 있다면 의사가 먼저 논의할 것입니다.

때웠건, 씌웠건, 이제 우리 치아의 일부분이 상실되었고 그 자리에 인공물질이 자리 잡았다고 칩시다. 그리고 내 치아와 인공물질 사이에 경계면이 생겼습니다. 이 경계면에는 다시 충치가 발생

할 염려가 있습니다. 수년 후 '때운 자리 테두리가 썩었어요', '씌운 치아 속이 썩었어요'라는 이야기를 듣지 않으려면 그 인공물질과 자연치아의 경계부에 집중해야 합니다. 칫솔질과 치간칫솔 사용이 더욱 절실해진 것입니다. 치료받았으니 끝이다라는 생각으로 치과 문을 나선 후 아무것도 달라지지 않는다면 수년 후에는 보다 심한 상태로 다시 치과 문을 열게 될 것입니다.

치아를 통째로 잃어야 하는 상황이라면

신경치료, 어렵지만 시도하는 이유

치아가 너무 많이 썩어서 치아 내부의 신경조직까지 감염된 상태라면 신경치료가 필요합니다. 치아 내부에 존재하는 감염되고 손상된 신경조직을 완전히 제거하는 것을 신경치료라고 합니다. 사실 이때에도 치료가 아니라 '제거'라고 하는 게 더 정확한 표현입니다. 작은 치아의 내부, 바늘도 들어가기 어려울 정도로 좁은 통로와도 같은 부분을 하나하나 손대야 하는 것이니 정말 힘들고 시간도 오래 걸리며 치과 방문도 여러 번 필요합니다.

이 신경치료 과정부터 문제가 복잡해집니다. 치과의사가 치료할 수 있는 신경관에는 한계가 있습니다. 잇몸속에는 눈에 보이지도 않고 기구가 접근할 수도 없는 미세한 곁가지들이 존재하며 그 부분의 염증은 신경치료 후 우리 몸이 스스로 치유하도록 기다려줘야 합니다. 즉, 커다란 염증만 제거해 치료하지만 이후는 우리 몸이 직접 해야 한다는 것입니다. 그래서 신경치료는 완벽할 수 없는 치료이며 재발 가능성이 있습니다. 다시 말해, 치료가 실패하면 치아를 빼야 할 가능성도 있다는 의미입니다.

가끔 '그럴 거면 신경치료하지 말고 빼버린 후 임플란트를 심자'고 하는 분도 있습니다. 솔직히 치과의사도 어렵고 힘든 신경치료는 피하고 싶습니다. 하지만 모든 경우에 자연치아는 임플란트와 비교할 수 없는 가치를 가집니다. 설사 치료가 실패해 나중에 치아를 뽑게 되더라도 시도해보지도 않고 자연치아를 포기할 수는 없습니다. 그러니 환자분과 손 잡고 '우리 한번 하는 데까지 해봅시다'라는 분위기가 있었으면 하는 바람입니다. 수개월 후 어쩔 수 없이 치아를 빼게 되더라도 '그동안 수고하셨어요. 슬프지만 여기까지가 최선인 것 같습니다'라고 서로 위로하며 최대한 자연치아를 살리는 사회가 되면 좋겠습니다. 임플란트는 결코 자연치아를 대체할 수 없으니까요.

브릿지와 임플란트 시 고려할 점

치아를 빼야 하는 상황에 이르렀다면 이제 그 빈 자리를 채워넣는 치료방법에 대해 고민해야 합니다. 전통적이며 수술을 피하는 방법으로 브릿지라는 것이 있습니다. 빠진 치아 양옆에 위치한 치아를 잡고 빈 공간을 채우는 방법입니다. 마치 다리를 놓는 것과 같다고 해서 브릿지라고 부릅니다. 안타깝지만 브릿지를 하려면 양옆의 치아를 적절하게 깎아내야 합니다. 이후 3개의 인공치아를 한 덩어리로 끼워넣습니다. 수술을 피할 수 있고 빠른 시간 안에 치료가 끝나지만 주변 치아에 손상을 주어야 하고 3개가 받아야 할 씹는 힘을 2개가 나눠서 받게 하다 보니 힘의 배분상 불리한 점이 있습니다.

    브릿지가 아니라면 치아가 빠진 자리에 임플란트를 하나 심는 방법도 있겠지요. 수술이 필요하지만 주변 치아에는 전혀 손을 대지 않아도 된다는 장점이 있습니다. 남은 치아가 많지 않은 상황이라면 임플란트를 여러 개 심는 것, 브릿지를 여러 개 하는 것, 혹은 틀니를 하는 것 중에 선택해야 할 것입니다. 어쨌든 입안에 인공 물질이 늘어나면 날수록 관리는 어려워집니다. 어떠한 해결책을 선택하든 남아 있는 자연치아를 보존하고 인공물질의 수명을 늘리는 예방과 관리에 집중해야 합니다. 힘든 치료를 받고 다시 몇 년 후 같은 일을 겪는 분들, 그렇게 입안에 자연치아의 숫자가 점점 줄어드는 경우가 너무나 많습니다. 치료만 받을 게 아니라 치료 후, 치아 관리 시 근본적으로 칫솔질 등 생활습관에 변화가 절실한 이유입니다. 중요한 것은 앞으로 이런 일을 겪지 말아야 한다는 사실입니다. 오늘 충치 치료를 받았다면 생활습관, 식습관 그리고 칫솔질을 바꿔보세요. 그리고 치약의 불소함유량을 꼭 확인해보세요.

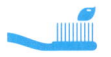

사후 관리가
더 중요한 임플란트

내 자연치아가 사라진 자리에 흔히 임플란트를 합니다. 임플란트 광고에서 잇몸 안에 나사가 들어가 있는 그림을 보았을 겁니다. 잇몸뼈 안에 나사못과 같이 생긴 인공뿌리를 심고 그 위에 인공치아를 얹어서 연결한 것이 임플란트 입니다.

만약 임플란트를 해야 하는 상황이라면 고려할 점이 몇 가지 있습니다. 우선 임플란트는 심는 과정도 어렵지만 이후 관리가 더 중요합니다. 임플란트를 관리한다는 명목으로 이 가짜 치아의 머리통만 열심히 닦으면 안 됩니다. 임플란트 머리 부분은 인공물질이라 그렇게 공들여 닦지 않아도 됩니다. 세균이 들어갈 수 없으니까요. 그런데 안타깝게도 많은 분들이 그 인공물질 부분만 열심히 닦고 정작 닦아야 할 경계부, 즉 임플란트가 뼈 안으로 들어가기

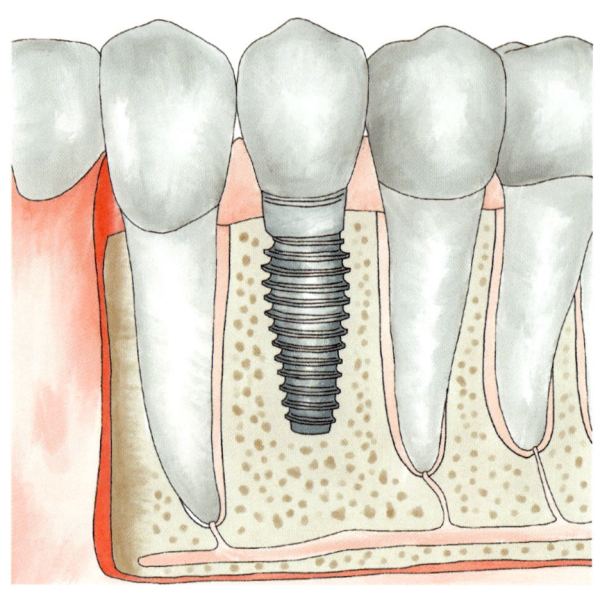

임플란트

시작하는 부분, 임플란트와 잇몸이 만나는 부분은 그냥 둡니다. 바로 그 부분이 무엇보다도 깨끗하게 관리해야 할 곳입니다.

임플란트와 잇몸이 만나는 그 부분이 잘 관리되지 않으면 이전에 내 치아에 염증이 생겼던 때와 똑같이 임플란트 주변으로 염증이 생깁니다. 어렵게 심은 임플란트를 다시 뽑아야 하는 상황이 올 수 있는 것입니다. 그러니 **부드러운 칫솔로 임플란트와 잇몸의 경계부에 세균이나 이물질이 들어가지 않도록, 그래서 이 부분이 벌어지지 않도록 잘 닦아야 합니다.** 열심히, 이전 자연치아 때보다 배는 더 열심히 닦아줍니다. 임플란트를 한 자리는 세균에 매우 취

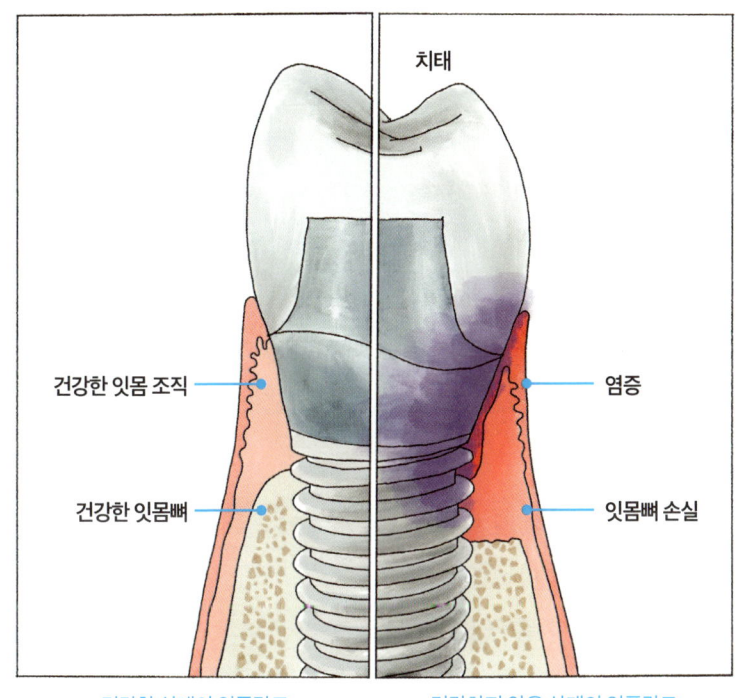

건강한 상태의 임플란트 / 건강하지 않은 상태의 임플란트

약하기 때문입니다.

임플란트가 감염에 취약한 이유

치과에서 이를 뺐던 경험이 있나요? 무언가 우두두둑 하는 소리가 나면서 치아가 뽑혀 나옵니다. 그 우두두둑 소리를 듣고 '아, 치아가 부러진 건가?' 할 수도 있지만 사실은 그렇지 않습니다.

치아뿌리는 뼈에 완전히 고정되어 있지 않습니다. 가느다란 실 같은 수많은 인대들이 뼈와 뿌리 틈을 메우고 있습니다. 뼈에서 실이 나와서 뿌리를 붙잡고 있는 거죠. 뿌리가 임플란트 나사처럼 꼭 맞게 뼈에 박혀 있을 거라고 생각하지만 사실 뼈와 뿌리 사이에는 틈이 있고 인대가 그 사이를 메워 쿠션 역할을 합니다. 우두두 두둑 하는 소리는 그 실, 즉 인대가 끊어지는 소리입니다. 고정된 것처럼 느껴질 정도로 빡빡하게 치아를 둘러싸고 있던 인대들이 끊어지니까 마치 나무가 쓰러지는 것 같은 우지끈 하는 소리가 납니다.

인대 이야기를 왜 하냐면, 세균이 잇몸으로 들어갔을 때 이 인대들이 있는 공간이 중요한 역할을 하기 때문입니다. 세균이 쳐들어오면 바로 잇몸 속 공간의 세포들이 세균을 상대로 우리 몸을 지킵니다. 그런데 임플란트에는 그 공간이 없죠. 치아를 빼면서 인대가 다 없어졌고 그 빈 곳에 나사를 넣어 고정했기 때문입니다. 뼈와 나사가 딱 붙어 있는 거죠. 그러다 보니 중간에 세균과 싸워줄 군대가 사라진 셈입니다. 세균이 들어오면 거침없이 뼈까지 쭉쭉 내려가는 환경이 되는 겁니다.

식감을 느끼지 못하는 슬픔

임플란트와 자연치아의 또 다른 차이점은 임플란트가 씹는

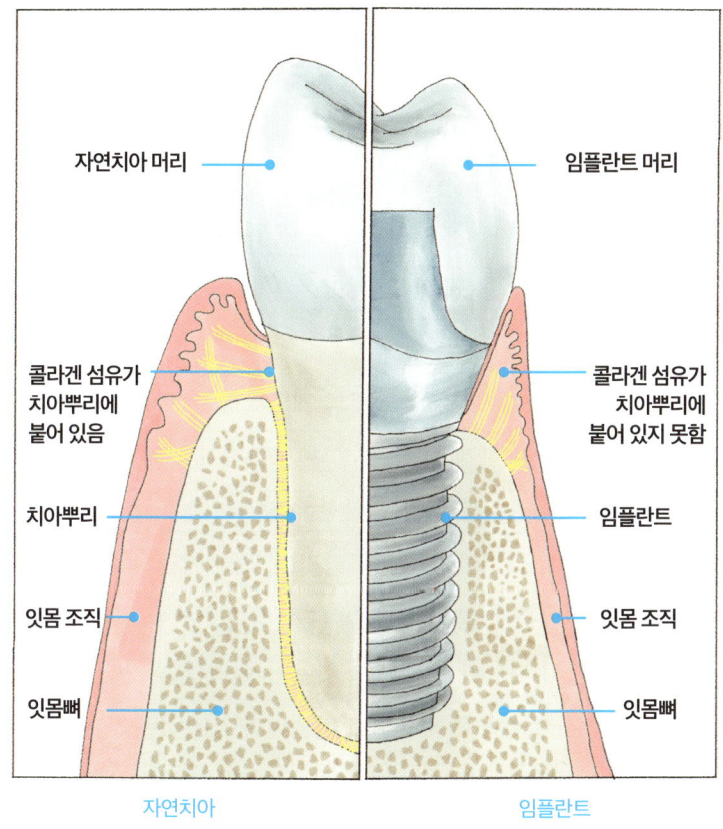

충격을 흡수하지 못하는 데 있습니다. 씹을 때마다 뼈에 직접 충격이 가해집니다. 치아를 뼈에 고정해주는 인대들이 음식물을 씹을 때 충격을 흡수하고 이것이 우리에게 씹는 즐거움을 줍니다. '아, 바삭바삭해' 혹은 '쫀득쫀득해' 하고 느끼게 해주는 것이 바로 이 자연치아의 인대 덕분입니다. 임플란트에서는 이러한 식감을 느끼기 어렵습니다. 이런 점에서 임플란트는 자연치아를 온전히 대체할 수 없습니다. 어쩔 수 없이 하는 의수와 의족과 같이 임플란트 또한 인공대체물일 뿐입니다.

아무리 강조해도 지나치지 않는 관리의 중요성

임플란트를 한 뒤에는 정말 새로 태어난다는 마음가짐이어야 합니다. 임플란트를 하게 된 이유는 내 자연치아가 없어져서입니다. 충치든 잇몸질환이든 치아가 완전히 망가질 정도로 관리를 못 했기 때문입니다. 그런데 임플란트까지 하고도 이전의 습관을 바꾸지 않는다면 임플란트도 똑같은 결과를 맞이하게 될 것입니다.

세월이 흘러 나이를 먹었다고 잇몸이 내려앉는 것이 아닙니다. 잇몸뼈는 노화 때문에 약해지지 않습니다. 다만 깨끗하게 닦지 않을 때 내려앉습니다. 치아 곳곳을 꼼꼼히 닦지 않은 세월이 길어져 세균이 치아와 잇몸에 아파트를 짓고, 단지를 만들고, 도로를 깔고, 신도시를 세우고… 그렇게 잇몸뼈가 서서히 사라져갔던 것입니다.

임플란트 시술 후에도 치아 관리 습관에 변화가 없다면 같은 환경 속에서 주변의 다른 잇몸뼈도 자연스럽게 내려앉을 겁니다. 오늘은 하나지만 다음에는 그 옆에, 또 그다음에는 그 옆으로 그렇게 하나씩 임플란트 개수가 늘어나는 것입니다. 각각의 치아별로 진행 속도만 다를 뿐 동일한 과정으로 망가져갑니다. 그렇게 내 자연치아가 하나씩 사라져갑니다.

한 번 무너진 잇몸은 다시 재생되지 않지만, 칫솔질을 제대로 하기 시작하면 무너지려고 대기 중이었던 잇몸이 무너지지 않도록 막을 수 있습니다. 질병이 악화되는 걸 막고 잇몸뼈가 녹아 없어지는 걸 중단시킬 수 있어요. 그래서 임플란트 시술의 목표는 오늘 인공치아 하나를 잘 심는 게 아닙니다. 임플란트의 진짜 목표는 다음 임플란트를 심을 필요 없도록 제대로 관리하는 것입니다.

이미 심하게 망가진 치아라면, 어쩔 수 없이 치아를 잃어야 하는 상황이라면 망설일 필요 없이 임플란트를 해야 합니다. 대신 이후 망가지려고 하는, 혹은 망가질지도 모를, 아직은 가능성이 남아 있는 내 자연치아를 더욱 신경 써야 합니다. 올바른 칫솔질로 그 치아들을 구해낼 수 있습니다.

6장

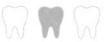

기능과 심미 사이, 교정치료에 관한 모든 것

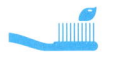

교정전문의가
교정치료를 받지 않는 이유

저는 칫솔질 잘하자는 이야기를 가장 열심히 하고 있지만 사실 교정전문의입니다. 또 교정치료를 제일 잘합니다. 교정은 단순히 미용 목적만이 아닌 치아 관리에서도 의미 있는 요소이고, 또 제 전문 분야이니 한번 다뤄보려 합니다.

교정전문의이지만 제 치아는 그리 가지런하지 않습니다. 아랫니가 좀 삐뚤삐뚤해요. 가끔 환자들이 원장님은 왜 교정치료를 안 하냐고 묻습니다. 생각해보니 가끔이라기에는 더 자주 그런 질문을 받네요. 교정전문의인데 교정을 안 하는 이유에 대해 답을 하자면, 교정치료를 받으려면 치과 문을 닫아야 해서입니다. 물론 반쯤 농담이 섞인 대답이지만, 실제로 제가 교정을 받는다면 하루 치과 문을 닫고 다른 치과로 교정을 받으러 가야 할 겁니다. 그러니 제게 그 정도로 교정이 절실하지 않다는 의미이기도 합니다. 또 다른 좀 더 정확한 이유를 대자면, 어떤 의사에게 가야 할지 나름대로 고민이 되기 때문입니다. 지금까지 치과의사로만 살아온 제가 환자 입장이 되어 내 치아 배열과 비율에 대해 깊이 고민해줄 누군가를 찾는 일은 마찬가지로 참 어려운 고민입니다. 사는 데 크게 불편하지 않으니 치료를 미루고 있지만 혹시 나중에 교정치료를 할지도 모르겠습니다. 기능적으로 치료가 필요한 순간이 올 수도 있으니까요. 뒤에서 말씀드리겠지만 기대수명이 늘어난 이후 중장년층 교정치료 환자들이 많이 늘었습니다. 앞으로 치아를 몇십 년은 더 사용해야 하니 늦기 전에 교정치료를 받는 것이죠.

교정치료를 결심했다면 가능한 한 똑똑한 환자가 되는 것이 유리합니다. '빨리', '싸게' 해준다고 광고하는 치과가 아닌 충분히 상담할 수 있는 치과를 찾아가세요. 그리고 또 하나, 교정치료는 생사의 문제가 아닌 삶의 질 문제입니다. 조급하게 생각해서 단번에 결정하지 말고 반드시 여러 의사를 찾아가 상담받아보기를 권합니다. 네이버지식인에 질문하거나 유튜브를 볼 시간에 상담 잘 해주는 좋은 의사가 있는 병원을 예약하는 편이 낫습니다. 직접 치과의사를 만나 더욱 정확하고 객관적인 답변을 얻어보세요.

좋은 교정전문의 찾는 법

교정치료는 보통 윗니, 아랫니를 가지런하게 만드는 것이라 생각합니다. 하지만 내부에는 아주 복잡한 사실이 숨어 있습니다. 교정은 위아래 치아가 기능적으로 잘 씹히도록 만드는 치료임과 동시에 가지런하고 보기 좋게 만들어 심미적인 부분을 충족시키는 치료입니다. 자신감도 생기고 사회생활도 원활해지는 효과가 있기도 하죠.

교정치료는 레고 블록을 끼워맞추는 것과 비슷한 작업입니다. 주어진 공간에서 블록을 가지런하게 만들려면 블록 몇 개를 제거해야 하는 경우도 있고 위아래 블록 크기가 맞지 않으면 그 크기를 조정해야 할 수도 있죠. 교정치료는 단순히 이를 가지런하게 배열하는 게 다가 아니고, 굉장히 복잡한 수학공식을 푸는 것과 같습니다. 치아의 크기에 맞춰 비율을 계산해서 모든 치아들이 삐뚤어지지 않는 것은 물론 위아래가 잘 맞도록 해야 하니까요. 치아의 윗니, 아랫니 크기를 측정하고 비율을 본 후 가장 적합한 더하기, 빼기를 해야 합니다. 물론 위아래 턱뼈의 크기를 확인하고 그 조화를 맞추려고 노력하는 것은 기본 중의 기본입니다. 이 모든, 정확한 진단 과정이 있어야 교정치료가 순조롭습니다. 생각보다 복잡한 치료지요. 장치를 붙이고 시간만 흐른다고 해결되는 것은 아닙니다.

교정전문의로서 교정치과 선택 시 강조하는 것은 오늘 진단해서 바로 장치를 붙이는 치과는 피하는 게 좋다는 점입니다. 빠른 게 좋을 것 같지만 실질적으로 제대로 된 교정진단과 치료계획 수립을 위해서는 골격 형태와 치아 크기를 포함한 모든 상황을 자세히 검토하고 어떤 방법으로 치료해야 하는지 오랜 시간 다각도로 고민해야 합니다. 뿐만 아니라 교정치료가 끝난 후 어떻게 하면 치아 배열을 오랫동안 안정적으로 유지할지 여러 조건까지 고려해 치료계획을 세워야 합니다. 그러려면 시간이 좀 필요하겠죠.

오늘 검사하고 오늘 진단하고 오늘 장치를 붙이는 게 아니라 오늘 검사했다면 교정전문의가 충분히 검토할 수 있는 시간을 가진 후 다시 만나야 합니다. 상담 이후에 천천히 치료를 결정해나가는 원칙적인 방법을 고수하는 치과를 선택하는 게 좋은 치료를 받는 올바른 방법입니다.

교정전문의는 꼼꼼하고 완벽한 성향을 가진 전문의, 조금 강박증이 있는 것 같기도 한 분을 선택하는 것도 좋습니다. 환자가 보기에 치료가 거의 다 끝난 것 같고 장치를 떼내도 될 것 같지만 좀처럼 끝을 내주지 않는 의사 말이죠. 완성도를 위해 조금만 더 치료하자고 이야기해주는 그런 의사가 제일입니다.

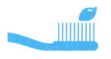

교정치료, 언제, 어떻게 결정해야 하나

대부분 앞니가 가지런하게 예뻐 보이면 좋겠다는 바람으로 교정전문의를 찾아오지만, 교정치료는 그런 미적인 이유로만 하는 것이 아닙니다. 삐뚤삐뚤한 치아보다 가지런한 치아는 음식을 훨씬 더 잘 씹습니다. 또한 가지런한 치아가 삐뚤어진 치아보다 칫솔질하기 편하고 충치나 잇몸질환이 생길 가능성도 줄어듭니다.

치아 배열을 가지런하게 만들어서 예뻐지고 싶다는 바람뿐 아니라 건강하게 살고 싶다는 마음으로 교정을 시작하면 좋겠습니다. 물론 치아가 좀 삐뚤어도 남들보다 더 열심히 닦는다면 깨끗하고 건강하게 유지할 수는 있지만요(제가 그런 경우입니다).

부정교합을 질병이라고 할 수는 없습니다. 다만 삶의 질에 관련된 치료가 필요한 상태라고 보는 게 맞죠. 질병이라면 환자가 반대해도 억지로라도 치료하는 게 옳겠지만, 교정은 환자와 상담하고 상의해 결정해야 합니다. 키가 큰 사람이 있고 작은 사람이 있듯이 아래턱이 좀 큰 사람도 있고 작은 사람도 있습니다. 물론 이로 음식물을 씹는 동작에 문제가 있거나, 발음이 좀 새거나 하는 문제들이 있을 수는 있습니다.

교정치료 과정 중에는 교정장치를 치아에 붙이고 생활해야 하니 불편하고 시간과 비용이 듭니다. 일단 환자 스스로 이러한 투자를 할 마음이 있어야 합니다. 물론 치료를 받으면 얻을 수 있는 장점도 많으니, 교정전문의는 치료의 장단점을 모두 설명하고 환자가 궁금해하는 점에 대답해주어야 합니다. 환자 스스로 결정할 수 있도록 도와주는 것이죠. 이걸 의료상담이라고 합니다.

교정 당사자가 상담의 주체가 되지 않는 경우도 있습니다. 엄마 손에 끌려온 어린 환자들이 그러합니다. 교정치료는 나이든 후에 해도 괜찮은 케이스가 있는 반면 빠를수록 좋은 케이스도 많습니다. 성장을 이용한 교정치료로 뼈의 변형이나, 얼굴의 변형 등을 미리 예방할 수 있을 때에는 보호자에게 아이가 원하지 않더라도 당장 교정을 시작해야 한다고 말씀드립니다.

어린 나이에는 치아에 교정장치를 직접 붙이는 경우보다는 장치를 끼웠다 뺐다 하는 경우가 많습니다. 그러한 장치 중 위턱의 성장을 억제하기 위해서 사용하는 헤드기어라는 것이 있습니다. 머리에 착용하는 헤드기어는 보통 하루에 14시간 이상을 끼우라고 하는데, 보기에 좋지 않아서 혹은 다른 아이들에게 놀림이라도 받을까 봐 주저하는 부모님도 있습니다. 그런 이야기를 들으면 저는 인생을 살면서 가장 슬픈 이야기를 들었다고 말합니다. 아이에게 꼭 필요한 일인데 남의 눈치를 보느라 미루고 그로 인한 손해를 감수한다는 건 너무 슬픈 일이잖아요. 인생에서 제일 중요한 건 나 자신입니다.

어느 어린 환자의 보호자는 큰아이가 헤드기어를 끼고 치료를 정말 잘 끝냈는데 그동안 생활 태도도 완전히 달라졌다면서 멀쩡한 둘째도 끼울 수 있다면 끼우고 싶다는 이야기를 하기도 했습니다. 아이가 불편한 걸 참고 장치를 끼우면서 참을성과 인내심도 기르고, 자기 자신에게 필요한 걸 함으로써 어떤 결과를 얻을 수 있는지 직접 확인하며 성취감을 얻고 책임감도 생겼다고요.

교정치료는 귀찮고 불편하기만 한 것이 아닙니다. 앞서 소개한 어린 환자처럼 지난한 치료 과정을 상쇄할 만한 장점도 많습니다. 교정전문의인 저는 아이들, 청소년들에게 2년간의 교정치료 과정에서 선생이자 인생의 선배로서도 줄 수 있는 것들을 모두 나눠 주고 싶습니다.

한편 초등학생인데 당장 교정치료를 시작하는 것과 20대에 치료하는 것이 큰 차이가 없는 경우도 있습니다. 이럴 때 아이가 하고 싶어 하고 여유가 있을 때 하면 됩니다. 물론 치료 적기는 전문가인 의사에게 묻는 것이 가장 좋습니다. 옆집 엄마나 SNS에 소중한 자녀의 교정치료 적기에 대한 판단을 맡기지 않았으면 합니다.

가끔 교정치료를 하지 않는 치과의사가 '영구치 다 난 다음에

봅시다' 하고 아이를 돌려보내는 경우도 있습니다. 의사 말이니 그런가 보다 하고 넘기다가 교정치료 적기를 놓칠 수도 있는데요. 이런 경우가 다수 발생하다 보니 교정 시기에 관한 세계 표준 권고사항이 있습니다. 젖니가 빠지고 아랫니 영구치가 나올 때 교정전문의를 찾아가라는 거죠. 보통 초등학교 입학할 즈음입니다.

아이의 아랫니 영구치가 나오기 시작했다면 교정전문의를 찾아가 검사해보세요. 별 문제가 없다면 정기적으로 관리만 하면 되고, 삐뚤어질 것 같다면 예방적 치료를 할 수도 있습니다. 옆집 아이와 우리 아이는 생긴 것도 성격도 다릅니다. 치아의 모양, 치아가 나는 시기나 환경도 당연히 모두 다릅니다. 그러니 옆집 아이와 비교하지 말고 내 아이만의 적절한 치료 시기를 찾아 일찍 교정전문의와 상담하기를 권합니다.

교정치료는 생사가 오가는 문제가 아니기 때문에 치료계획을 세울 때 환자의 의견과 의지가 굉장히 중요합니다. 의사와 충분히 상담하고 가장 좋은 접점을 찾아야 합니다. 교정치료를 했을 때와 안 했을 때 득과 실을 잘 따져보고 전문지식을 알려주는 것이 교정전문의의 역할입니다. 특히 교정치료를 시작하는 젊은 분들에게는 몇십 년 후 내 모습이 어떨지를 생각해보라고 합니다. 20대인 지금의 얼굴 모양만 생각하고 교정치료를 한다면 나이가 들어서 후회할 일이 생길 수도 있거든요. 그래서 당장의 환자 요구를 모두 수용하기보다 늘 먼 미래를 생각해 환자와 상담하고 치료계획을 함께 수정할 필요가 있습니다. 지금은 입이 아주 많이 들어갔으면 좋겠지만 10년 후에는 얼굴이 너무 꺼져 보일 수도 있는 것이니까요.

개원 초창기, 친척 한 분이 제 병원에 방문하시고는 걱정을 한 가득 하고 돌아가셨습니다. 환자에게 교정을 하지 말라는 상담을 해서 병원 운영이 잘 되겠냐고 하시더군요. 어쩌면 제 설명이 환자에게 치료하지 말라는 것처럼 들렸는지도 모르겠지만 단점과 부작용이 없는 치료는 없습니다. 치과의사는 치료의 장점만이 아닌 단점을 포함한 모든 정보를 환자와 공유해야 합니다. 그러한 정보를 바탕으로 환자 스스로 충분히 생각해 시간과 비용의 투자를 결정하고 그 선택이 후회가 되지 않도록 해야 합니다. 이렇게 상담해서 환자가 원하는 바를 정확히 파악한 뒤 잘 치료할 때 환자와 의사 모두 보람을 느낄 수 있습니다. 환자는 자기에게 꼭 맞는 치료를 받아서 좋고, 치과의사도 환자의 삶의 질 향상에 기여했다는 사실에 기분이 좋습니다.

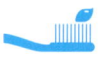

어떤 교정장치가
가장 좋을까?

 교정장치 재질 중 가장 기본적으로 쓰이는 건 스테인리스 스틸입니다. 생물학적으로 활성도가 없어 녹이 슬지 않아야 하는 것이 모든 의료용 장치의 기본인데 스테인리스 스틸은 불활성 재질로 입안에 쓰기 적합합니다. 게다가 치아, 침, 인체 조직과 반응하지 않아요. 여러모로 입안에 쓰기에 안전합니다.
 스테인리스 스틸의 단점은 보기에 예쁘지 않다는 건데요, 그걸 보완하기 위해 투명한 재료로 만든 장치들도 있습니다. 세라믹으로 만든 장치로 도자기, 유리와 유사한 재질이라고 보면 됩니다. 보기 좋은 떡이 먹기도 좋은 건 맞지만 교정장치는 어디까지나 의료용 도구라는 걸 기억해야 합니다. 아무튼 대부분의 교정장치는 교정치료의 효율성이나 결과에 영향을 미치지 않으니 환자가 선택해도 됩니다.

교정에 관심이 있는 분이라면 인터넷에서 자가결찰 브라켓 광고를 보았을 수도 있습니다. 이 자가결찰 브라켓은 교정장치인 브라켓에 열렸다 닫혔다 하는 뚜껑을 달아서 교정용 철사를 고정하는 방식을 말합니다. 저도 자가결찰 브라켓에 대한 문의를 많이 받는 편인데 사실 이 장치를 이용했을 때 가장 편한 사람은 치과의사입니다. 철사를 일일이 하나씩 끼워 묶는 대신 뚜껑을 여닫기만 하면 되니까요. 환자 또한 교정용 철사가 풀려 찔릴 위험이 없고, 이 닦기도 좀 수월합니다. 그런데 이 자가결찰 브라켓이 교정치료에 실제적인 장점이 있느냐 하면 실상은 '경우에 따라'입니다. 더 정확히 표현하면, 마찰력을 줄여야 하는 절대적인 이유가 있을 때 일부 도움이 됩니다.

간혹 자가결찰 브라켓을 교정치료를 빠르게 해주는 장치로 오해하는 경우도 있는데, 이 장치는 단지 치료 도구에 불과합니다. 치료의 효율성은 모든 면을 고려해 의사가 결정해야 합니다. 상담도 받지 않고 '나는 자가결찰 브라켓을 할 거야' 하고 결정하기보다는 의사가 환자의 상태를 충분히 살펴 그에 맞는 치료 도구로 선택하는 것이 바람직합니다. 이 말씀을 드리는 이유는 어떤 교정장치를 쓰는가 하는 문제와 치료를 잘하고 못하는 것의 문제는 서로 무관하다는 이야기를 하기 위해서입니다. 인터넷에서 많이 본 걸 안 해준다고 치료를 못하는 곳이 아니라는 것입니다.

보기에는 비슷해 보여도 각 치과에서 쓰는 교정장치들은 그

두께나 크기가 서로 다릅니다. 장치가 떨어졌는데 원래 붙였던 치과가 아닌 회사 근처 아무 치과에서 그냥 붙여달라고 하면 안 되는 이유가 바로 이 때문입니다. 간혹 유학 가기 전 교정장치를 붙이고 가겠다는 분들이 있습니다. 일단 한국에서 붙이고 미국에 가서 치료를 하겠다는 거죠. 그런데 미국에 가면 동일한 제품의 그 장치를 찾지 못할 수도 있습니다. 미국 치과의사가 보았을 때 본인이 쓰는 장치가 아니면 다 떼어내고 새로 붙일 겁니다. 치료비는 더 들 것이고요. 그러니 미국에서 치료를 진행할 계획이라면 그곳에서 치료를 시작하는 것이 맞습니다.

교정장치는 오랜 기간 치아에 붙여두어야 하니 장치의 재질, 종류 모두 중요하지만 무엇보다도 중요한 건 개개인의 차이에 따른 치아뿌리의 각도, 경사도 등을 조절할 수 있는 의사의 능력입니다. 장치는 치아를 움직이는 손잡이일 뿐, 교정치료의 완성도는 장치가 아닌 의사에 의해 결정됩니다.

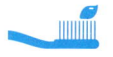

발치 없는 교정치료를 받고 싶다면

교정치료 받으러 온 환자들이 제일 많이 하는 이야기 중 또 하나는 이를 빼지 않고 치료하면 좋겠다는 겁니다. 그런데 한번 상상해봅시다. 앞니 4개가 나란히 붙어 있는데, 송곳니가 위로 볼록 솟아 있습니다. 그 옆으로 이빨이 삐뚤게 자리하고 있습니다. 이걸 어떻게 가지런하게 만들 수 있을까요? 송곳니가 저절로 자기 자리로 쑥 들어갈 수 있을까요? 불가능하겠죠. 삐뚤삐뚤한 치아 배열을 가지런하게 펴려면 무조건 지금보다 공간이 더 있어야 합니다. 그리고 그 공간을 어떻게 만드느냐가 교정치료 계획의 관건이기도 합니다.

없는 공간을 만들어내는 방법에는 무엇이 있을까요? 앞니를 앞으로 밀어내면 공간이 생깁니다. 하지만 그러면 입이 나오게 되겠죠. 그렇다면 어금니를 뒤로 미는 건 어떨까요? 뒤쪽에 빈 공간이 있다면 그 공간을 활용할 수 있겠지만 아무래도 공간의 한계가 있습니다. 또 어금니를 뒤로 보내려면 앞니가 그 힘을 지지해주어야 하는데 장치가 복잡해질 수밖에 없습니다. 턱뼈 자체를 넓히는 방법도 있지만 이 역시 한계는 있습니다.

 방법은 이렇게 3가지입니다. 앞니가 앞으로 나가는 것, 어금니가 뒤로 가는 것, 공간 자체가 넓어지는 것. 생각해봅시다. 6명이 부산에 가기로 했어요. 한차로 가려는데 5인승이라 좌석이 모자랍니다. 앞좌석이든 뒷좌석이든 옆좌석이든 넓힐 수 있는 공간이 있다면 6명이 탈 수 있겠죠. 그런데 도저히 그럴 환경이 아니라면 6명 중 1명이 내려야 합니다. 교정을 위해 발치를 하는 건 이런 모든 경우의 수를 생각해서 내리는 결정입니다.

 교정치료 시 뺄 수 있는 치아의 최대 개수는 아랫니 2개 윗니 2개입니다. 작은 어금니를 주로 빼죠. 송곳니와 큰 어금니 사이에 끼여서 그나마 기능이 가장 적은 치아이기 때문입니다. 공간이 많이 필요한 경우에는 이렇게 치아 4개를 발치합니다. 모든 교정전문의는 발치를 안 하는 방법을 최우선 순위에 둡니다. 하지만 원하는 결과를 얻기 위해 어쩔 수 없이 발치가 반드시 필요한 경우가 있습니다.

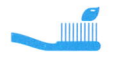

교정할 때 차가운 음식이 방해가 되는 경우

 교정장치는 치아를 움직이는 손잡이에 불과합니다. 실제로 치아를 움직이는 건 장치가 아닌 교정용 철사죠. 철사는 여러 종류가 있습니다. 단면이 원형인 것, 직사각형인 것 등등 모양도, 재질도 각각 다양합니다.

 교정치료의 첫 단계에서는 대부분 아주 부드럽고 가느다란 철사를 먼저 사용합니다. 치아가 배열됨에 따라 조금씩 철사가 굵어지고 딱딱해집니다. 요즘에는 이름도 어려운, 온도감응성 형상기억합금이라는 재질의 철사를 가장 많이 사용합니다. 온도가 낮아지면 철사의 힘이 줄어들고 온도가 높아지면 힘이 발휘되는 소재입니다. 이 철사를 사용해 치료 중인데 아이스크림과 아이스 아메리카노를 입에 달고 산다면 치아의 이동이 줄어들 것입니다. 교정치료 기간이 길어지겠죠.

한편 다른 재질의 철사들은 온도의 영향을 받지 않습니다. 철사가 원래 형태로 돌아가려는 힘에 의해 치아가 움직인다고 가정하면 치아는 나름대로 스트레스를 받는 것입니다. 이런 경우 치아가 민감해지거나 통증을 느낄 수도 있죠. 이렇게 치아가 움직이면서 예민해진 상태가 되면 온도 변화 등에 민감하게 반응할 수 있지만 일시적인 경우가 대부분입니다. 그리고 다른 치아가 움직이기 시작한다면, 민감한 치아가 달라질 수도 있겠죠. 이는 모두 교정치료 중 발생하는 정상적인 상황이니 너무 걱정하지 않아도 됩니다. 다만 특정 치아가 지속적으로 아프다면 당연히 주치의 선생님에게 이야기해야 합니다.

조금 부연하자면, 철사는 치료 초반부에는 삐뚤어진 치아 배열을 가지런하게 만드는 일을 주로 합니다. 이후 치아 배열이 바르게 펴지면 이제 발치한 자리를 메워 입이 들어가도록 합니다. 이때는 교정치료를 처음 시작할 때와는 다른, 단면이 사각형인 조금 더 딱딱한 철사를 써야 합니다. 그냥 철사를 교정장치에 끼우는 게 아니라 각 치아에 맞춰 섬세하게 조절해서 치아가 이상적인 위치로 움직이도록 합니다.

AI시대이니 교정장치를 척 붙여주고 간단하게 움직여 교정치료를 끝내주는 AI가 나오면 좋겠다는 기대를 할 수도 있겠지만 교정 분야는 AI로 해결하기 어려운 영역이라고 생각합니다. 실제 사람의 치아는 개인에 따라, 위치에 따라, 그 크기, 머리와 뿌리가 만나는 각도 등이 모두 제각기 다릅니다. 그래서 교정과 의사의 손끝으로 일일이 조절해 환자 개개인에 맞춘 알맞은 치료가 반드시 필요합니다.

여러 구조적인 문제 때문에 진료의 품질이 보장되지 않는, 싸구려 공장식 치과들이 생겨나고 있는 것도 현실입니다. 이러한 치과들이 사라지고 교정치료의 질을 올리는 일은 보다 많은 환자들이 현명한 소비자로서 올바른 치과를 선택해줄 때 더욱 빠르게 가능해지리라 생각합니다.

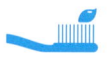

끝날 때까지 끝난 게 아닌 교정, 유지장치 관리법

우리 몸은 매일 달라집니다. 손톱도 자라고, 머리카락도 자라고, 피부도 조금씩 변하죠. 성장하는 동안에는 눈에 띌 정도로 몸이 달라지고, 성장을 멈춘 뒤에도 보이지 않지만 조금씩 변화가 일어납니다. 치아도 마찬가지인데요. 특히 치아는 원래대로 돌아가려는 회귀성이 있어서 치열을 바르게 만들었다고 해도 그냥 두면 다시 삐뚤어지기 쉽습니다. 그래서 교정 후에는 교정 유지장치를 반드시 껴야 합니다.

교정 후 유지장치에는 고정성 유지장치와 탈착이 가능한 가철성 유지장치가 있습니다. 고정성 유지장치는 뺐다 끼우는 번거로움도 없고, 귀찮다고 팽개칠 염려도 없습니다. 치아 뒷면 혀가 닿는 안쪽에 철사로 된 유지장치를 접착제로 붙이는 방법이죠. 눈에 보이

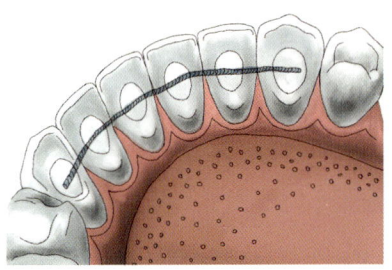

고정성 유지장치

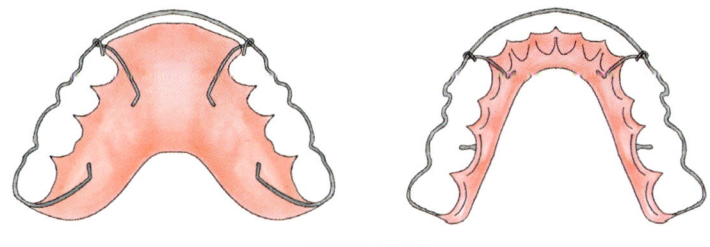

가철성 유지장치

지도 않고 치아가 움직이지 않게 잘 묶어두는 역할을 합니다.

하지만 입안 환경이 계속 변하기 때문에 조금 안 좋은 점이 생길 수 있습니다. 또 치아가 혼자서 잘 서 있어야 하는데 기댈 곳이 있다 보니 딱딱하게 박혀 있는 힘 자체가 약해질 가능성도 있고요. 가장 큰 문제는 청결입니다. 입 안쪽으로 철사가 지나가기 때문에 닦기가 힘듭니다. 물론 더 열심히 꼼꼼히 칫솔질을 한다면 깨끗하게 관리할 수 있지만 이것이 생각처럼 쉽지 않고, 잘못하면 염증이 생겨 잇몸이 내려갈 수도 있습니다. 치과 정기검진 때마다 이 부분에 치석이 생겨서 계속 긁어낸다면 관리가 안 되고 있다는 얘기이고, 잇몸뼈가 녹고 있다는 의미입니다. 이런 경우 치열이 가지런한 상태로 유지가 잘 되고 있다 해도 건강한 상태라고 할 수 없습니다.

교정치료가 종료된 후 2년 정도는 치아가 원래대로 돌아가 치열 틀어짐이 재발하는 성향이 있습니다. 이때까지가 유지장치가 반드시 필요한 기간입니다. 물론 그 2년이 지난 후에도 세월이 흐르면서 치열은 계속 변화합니다. 나이가 들면서 세월의 흐름에 따라 치아들에 변화가 생기기도 합니다. 이것은 교정치료 재발이 아니라 세월의 흐름이에요. 그래서 교정치료 재발 기간은 지났지만 남은 평생 세월의 변화를 막아보고 싶다면 교정 유지장치를 가급적 오래 끼는 것이 좋습니다. 고정성 유지장치 말고 탈착 가능한 가철성 유지장치로 일주일에 두세 번 쓰기를 권합니다. 치열은 어느 날 갑자기 틀어지는 게 아니니 그 정도만으로도 유지가 가능합니다.

교정과 의사가 열심히 치료해준 결과 그대로 평생을 가는 치아는 없습니다. 미세하게라도 변화는 생깁니다. 어린 나이에 교정치료를 받은 경우 나이 들어서 한 번 더 치료를 하기도 하는데, 본인은 아는 거죠. 다른 사람들 눈에 드러날 만큼 치열이 삐뚤어지지는 않았지만 그래도 조금씩 달라진 것입니다.

가철성 유지장치를 쓰기로 했다면 장치를 떼어낸 직후 첫 6개월은 절대적으로 온종일 끼고 있어야 합니다. 저는 환자들에게 밥 먹을 때 잠깐만 뺐다가 빨리 끼워야 한다고 말합니다. 그렇게 1년 동안 온종일 유지장치를 끼고 있어야 한다고요. 1년간 치열이 잘 유지되었다면 대부분의 재발은 막을 수 있습니다. 그렇게 1년 후부터는 잘 때만 끼워도 충분합니다. 그러니까 첫 1년은 온종일, 나머지 1년은 수면 시에만 착용합니다.

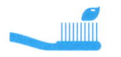

노안의 주범, 블랙 트라이앵글 없애기

　블랙 트라이앵글은 이와 이 사이의 잇몸이 내려가서 까맣게 구멍이 뚫린 듯한 삼각형 공간입니다. 치아 옆으로 시커먼 뭔가가 보이는 건 그리 아름답지 않죠. 잇몸이 내려가서 보기 흉하고 나이 들어 보이기도 합니다. 블랙 트라이앵글을 교정치료 후유증으로 생각하는 분들이 많은데 사실 이것은 교정과 상관없이 치석과 염증 때문에 생깁니다. 치석이 쌓여 염증이 생기고 뼈가 내려가면서 위에 있던 살이 같이 따라 내려간 것입니다. 자연스럽게 위의 공간은 비게 되고요. 치과에서 스케일링을 하고 나면 구멍이 보입니다. 다음 번 스케일링을 하고 나면 구멍이 미세하게 더 커지고 그 다음 번에는 더 커지고요. 즉, 교정치료가 원인이 아니라 교정치료 중 관리가 잘 되지 않아 생기는 경우가 대부분입니다. 블랙 트라이

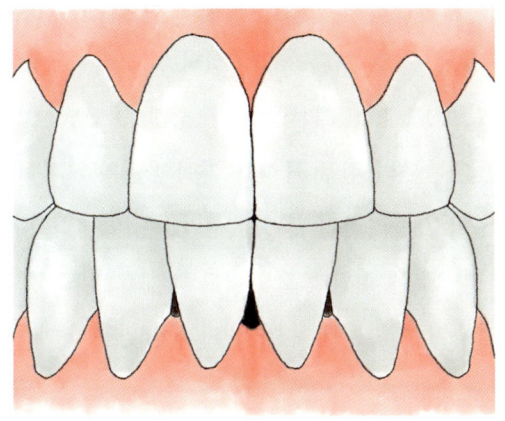

블랙 트라이앵글

앵글은 교정 중이든 아니든 간에 칫솔질을 잘 해서 치석 쌓일 일이 없으면 생길 확률이 줄어듭니다.

한편, 치료 과정 중 어쩔 수 없이 생기는 블랙 트라이앵글도 있습니다. 아래 앞니가 많이 삐뚤삐뚤하다고 생각해볼게요. 앞니 2개가 있고 그 아래 뿌리가 있습니다. 그 사이에 잇몸뼈가 있습니다. 그 위에 잇몸 테두리가 치아를 덮고 있어요. 삐뚤게 있는 두 앞니 사이에는 잇몸뼈가 없습니다. 뿌리끼리 엉켜 있고요. 그걸 가지런하게 폈을 때 없던 잇몸뼈가 자라서 채워주면 좋겠는데 사실 잘 안 생깁니다. 어려서 하는 교정치료가 좋은 게, 어릴 때는 이 경우 잇몸이 차오르거든요. 그런데 성인이 된 후에는 뼈가 그렇게까지 차오르지 않는 경우가 많습니다.

또 이런 경우도 있습니다. 어쩔 수 없이 이가 앞으로 조금 더 나가야 하는 상황입니다. 원래 치아를 뼈가 덮고 있었는데 치아가 앞으로 밀고 나가는 순간 뼈가 얇아집니다. 그러면서 좀 더 내려가는 거죠. 이럴 때도 블랙 트라이앵글이 생길 수 있습니다.

하지만 대부분의 경우 블랙 트라이앵글은 교정치료 기간 중 꼼꼼하게 잘 닦고 관리하지 않아서 생기는 것입니다. 나이 불문 교정 기간 중 칫솔질은 정말 중요합니다. 대부분의 교정치과에서 칫솔질을 알려주기는 하는데 환자가 치과를 방문할 때마다 잔소리하며 칫솔질을 가르쳐주기란 그리 쉽지 않습니다. 일도 바쁘고, 거기까지 신경 쓸 여력이 없죠. 그래서 제가 이렇게 책으로 잔소리를 합니다. 시작도 마지막도 올바른 칫솔질, 교정치료 전에도 후에도 열심히 닦아서 건강한 잇몸 상태에서 치료를 시작해야 합니다. 특히 교정치료 기간 중 치과에 갈 때마다 스케일링을 받지 않도록 내내 열심히 닦아서 잇몸 건강을 유지합시다.

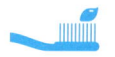
끝나지 않은 치아 건강관리, 중장년 교정치료

흔히들 교정은 어릴 때 해야 한다고 생각하죠. 하지만 요즘 중장년 교정치료도 늘고 있습니다. 100세 시대, 고령화 사회로 접어들면서 치아를 더 오래 써야 하기에 중장년이라는 나이도 늦은 게 아닌 시대가 되었습니다. 실제로 교정치료는 치아와 건강한 잇몸뼈만 있다면 어느 연령대라도 받을 수 있습니다.

중장년 교정치료를 받으러 오는 분들 중에는 크게 몇 가지 유형이 있습니다. 첫째, 돌출된 입이 평생의 컴플렉스였던 경우입니다. 젊어서는 먹고사느라 바쁘고, 애들 키우느라 정신없이 보내다가 비로소 자신에게 투자할 때가 왔다고 생각하는 분들입니다. 지금이라도 컴플렉스 없이 살고 싶은 겁니다. 15년 전인가요, 60세 정도의 환자가 오셨습니다. 딱 저런 이유로 오셔서, 늦은 나이일 수도 있지만 교정을 꼭 하고 싶다고 하셨어요. 3년 정도 걸렸는데 꾹 참고 이겨내셨고, 장치를 빼는 날 눈물을 흘렸습니다. 60년 만에 원하는 모습을 만난 것이죠. 15년 전 60세와 지금의 60세는 느낌이 많이 다릅니다. 기대수명이 늘어났고 고령화 등의 분위기로 예전의 60세보다 훨씬 에너지 넘치고 젊게 살죠. 나이가 교정치료에 영향을 주지 않는 시대가 되었습니다.

한편 이가 삐뚤어서 관리가 쉽지 않고 음식물이 잘 씹히지도 않는다며 기능적인 문제로 교정치료를 하는 중장년도 있습니다. 임플란트를 해서 칫솔질 교육도 받고 관리를 제대로 해보려는데 삐뚤어진 앞니가 생각처럼 잘 닦이지 않으니 얼마나 답답하겠습니까. 그러니 지금이라도 치열을 바르게 하고 치아관리를 잘 하겠다고 마음먹은 분들입니다. 삐뚤어져서 보기 좋지 않은 건 둘째고 치아가 삐뚤어지면서 어금니가 앞으로 나오거나 뒤로 밀린 채 살아오신 분들도 있습니다. 이런 경우는 제가 나서서 교정치료를 권합니다. 어금니가 서로 맞지 않으면 음식물을 제대로 씹을 수 없습니다. 20, 30대 때는 그럭저럭 씹어 먹을 수 있고 제대로 안 씹고 넘겨도 위가 젊으니 소화도 잘 시킵니다. 하지만 나이를 먹고 신체 전반적인 기능이 저하되면서 소화력도 떨어집니다. 이젠 정말 소화가 잘 되도록 치아로 잘 씹어서 넘겨야 하는 시기인 것입니다. 기능적인 면의 개선을 위해 치아교정이 필요한 경우입니다.

이처럼 40~60대 이상 중장년 교정치료의 경우, 그 과정이 조금 더 어려운 것이 사실입니다. 교정이라는 건 세포가 치아를 움직여주는 것인데 성장기 때와 달리 세포들이 그렇게 열심히 일을 하지 않습니다. 성장기에 우리 몸이 시종일관 하는 일이 새로운 걸 만들어내는 것이라 세포들이 거부감 없이 열심히 일합니다. 그런데 나이가 들면 몸도 새로운 것을 거부하고 말을 잘 안 들어요. 치아가 움직이긴 하지만 천천히 갑니다. 세포들이 눈을 뜨고 있는 게 아니니 세포를 깨워서 일을 시켜야 하는 거죠. 그래서 치료 속도가 상대적으로 더딥니다. 하지만 이 사실을 알고 마음의 여유를 가지고 차근차근 치료를 해나간다면, 교정은 누구나 할 수 있습니다.

60, 70대이면서 교정치료가 가능하다면 복 많이 받은 분들입니다. 그분들에게 저는 교정치료를 할 수 있는 그 자체로 엄청난 행복이라는 걸 아셨으면 한다고 말합니다. 누구는 자기 치아가 없어서 임플란트를 심고, 틀니도 하는데 치아가 좋고 잇몸도 튼튼해서 교정치료를 할 수 있다니 이 얼마나 큰 행복인가요.

중장년층에서는 특히 아랫니 치열을 펴고자 오시는 분들이 많습니다. 대문처럼 보이는 위 앞니도 아니고 아랫니라니 조금 의아할 수 있습니다. 그런데 젊을 때는 웃으면 윗입술이 힘을 받아 올라가면서 윗니가 보이는데 나이가 들면 피부 탄력도가 떨어지면서 웃을 때 윗입술이 그렇게 높이 끌려 올라가지 않습니다. 그래서 아랫니가 더 잘 보입니다. 말할 때도, 웃을 때도, 아랫니가 보이죠. 그런데 그게 삐뚤어져 있으면 여간 신경 쓰이지 않겠죠.

나이 들어도 교정치료는 충분히 가능합니다. 단, 이 역시 칫솔질이 잘 되어야 해요. 잇몸뼈가 내려갔다는 건 칫솔질이 잘 안 되고 관리가 안 된다는 얘기인데 그런 분에게 교정장치를 붙이면 칫솔질이 더 안 되고 잇몸뼈가 더 내려갈 수 있습니다. 교정치료로 잇몸뼈가 내려가는 게 아니라 칫솔질이 잘 안 되어서 내려가는 것입니다. 그래서 성공적인 교정치료의 전제조건은 깨끗하고 건강한 치아를 만들어놓는 것입니다.

나가며

자연치아로 사는
기쁨을 누리는 그날까지

치아 건강의 예방과 관리에 대한 긴 이야기를 마쳤습니다. 더 세세하게 알려드릴 것이 많지만 아주 기본적인 것들, 하지만 정작 좀처럼 듣지 못했던 정보를 담았습니다. 많은 분들의 치아 건강을 지키는 데 도움이 되었기를 바랍니다.

제 강의 혹은 SOOD 강의를 들은 많은 분들이 올바른 칫솔질 방법을 배우고 인생이 바뀌었다고 말씀합니다. 치과의사로서 가장 큰 보람을 느끼는 순간입니다. 제 직업의 가장 큰 소명은 환자를 건강하게 만들어 치과의사의 직접적인 도움 없이도 건강한 구강 상태를 유지하며 인생을 살아가도록 돕는 것이니까요.

잘 둘러보면 사회에 꼭 필요한 일인데 아무도 하지 않거나, 왜곡되어 있는 것들이 있어요. 그런 곳에 작게나마 힘을 보태고 싶은 마음에 지금껏 참 여러 가지 일을 벌이며 살아왔습니다. 제가 처음 치과를 개원하던 시절, 당시에는 의사와 환자에게 가장 기능적이고 효율적인 병원 환경을 만들어주는 회사가 없었습니다. 그런 이유로 병의원 전문 인테리어 회사를 만들고 운영하기도 했습니다. 회사 운영과 강의를 하며 의사들이 보다 좋은 환경의 병원을 만들 수 있도록, 동시에 인테리어 사업자들도 보다 좋은 조건에서 일할 수 있도록 돕는 일이었습니다. 한편, 우리나라에 '훈련'이 아닌 '교육'의 개념을 개 훈련 영역에 처음 사용한 사람이 저이기도 합니다. 개 목줄을 잡아채거나 때려서 훈련을 하는 방법이 잘못되었다고 느끼지만 누구도 개선하자고 외치는 사람이 없던 시절, 행동심리학을 응용해 개에게 긍정적 강화 교육을 시작했습니다. 개를 키우는 분들을 포함해 훈련사, 수의사, 전공 대학생 등을 대상으로 참 많은 강의를 했습니다. 긍정적으로 교육받은 개들을 데리고 자원봉사자들과 함께 신체나 심리 재활이 필요한 시설을 찾아가 활동하는 동물보조치료 자원봉사단체를 조직해 운영했습니다. 덕분에 여러 동물 관련 방송에 출연하기도 했습니다. 이러한 활동들은 우리나라 반려동물 환경에 큰 변화를 주었습니다. 이외에도 카페를 운영하거나 홍대 근처의 인디밴드를 후원해 공연장을 대관하기도 하는 등 사회에서 필요한 일, 변화가 필요한 부분인데 아무도 나서지 않는 일들을 하며 살았습니다. 물론 그와 동시에 치과의사로서 진료 시간은 철저히 지켜왔으며 진료를 쉰 적은 없습니다.

이처럼 우리 사회에 필요하지만 비어 있거나 왜곡된 부분을 바라보며 움직이다 보니 정작 아주 가까운 곳에 큰 구멍이 있다는 사실이 눈에 들어왔습니다. 바로 치의학에서 '예방'이라는 큰 구멍이었죠. 치과를 운영하며 올바른 칫솔질, 구강 관리법, 또 생활습관에 대해서 매일 반복해서 환자분들에게 이야기해왔고, 오랜 기간 수많은 칫솔질 강의와 실습, 유튜브와 방송 출연 등으로 깨끗한 치아가 건강한 치아라는 올바른 정보를 알리기 위해 노력하고 있습니다.

치아 관리와 예방에 대한 올바른 정보를 알고 매일 실천한다면 웃으며 살 수 있습니다. 스스로 매일매일 관리해 건강한 삶을 살아간다면 가장 먼저 본인이 행복해지고 치과의사들도 행복해질 것입니다. 치과의사가 환자를 보는 궁극적인 목적은 국민이 건강해지는 것이니까요. 모든 국민들이 치과에서 건강하게 퇴원하기를 기원합니다.

자연치아

1판 1쇄 발행 2024년 9월 30일

지은이·박창진
펴낸이·주연선

(주)은행나무
04035 서울특별시 마포구 양화로11길 54
전화·02)3143-0651~3 | 팩스·02)3143-0654
신고번호·제 1997―000168호(1997. 12. 12)
www.ehbook.co.kr
ehbook@ehbook.co.kr

ISBN 979-11-6737-463-9 03510

• 이 책의 판권은 지은이와 은행나무에 있습니다. 이 책 내용의 일부
또는 전부를 재사용하려면 반드시 양측의 서면 동의를 받아야 합니다.

• 잘못된 책은 구입처에서 바꿔드립니다.